実例で示す

外来診療録の書き方のコツ

山梨医科大学名誉教授
立川メディカルセンター顧問
著 田村 康二

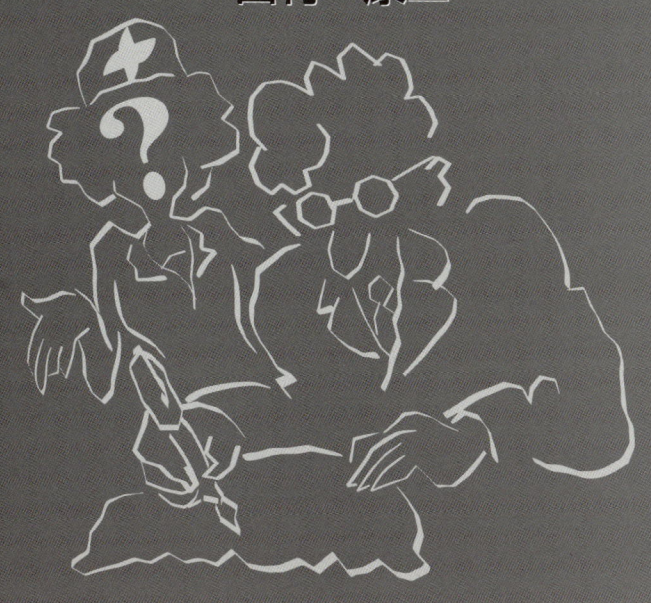

永井書店

はじめに

　最近になって医療についての考え方が新しくかつ正しく再認識されてきた。新しい考えで医療をしていくには新しい診療録が必要である。この基本は「ヒトが納得する診療録」を書くのである。主治医が唯我独尊の診療録はもはや許されない。

　「医師には上・中・下級の三種あり（杉田玄白、形影夜話より）」とされている。今や診療録が開示されれば誰もがその診療録を書いた医師の診療能力を一見して明らかにわかる時代になってきた。この診療録開示への世の流れは医師が己の診療の質を常に問われることになる。これは医師にとって画期的な出来事である。ましてや医事関係訴訟の事件ともなれば診療録は己の潔白を証明できる何よりの証拠となる。診療録に必要事項を漏らさず記入しておくのはわが身を守ることになる。

　ところで、これまでは診療録の書き方の教科書すらないに等しかった。そこで医師は自己中心的にてんで勝手にメモ代わりに書いてきた。このような診療録を一般に一挙に開示するとは実に驚くべき無謀な行為と言わざるを得ない。しかし実態は国際的な人権問題へのわが国の対応の遅れから社会の国際化の中で急速に高まってきた診療録の開示要求には早急に対応せざるを得なくなったのである。この期に及んではもはや医師側から診療録を開示しなくてもよいという正当な理由づけを誰もができなくなっている。

　医療の場は外来が主体である。そこでヒトが納得する「外来診療録の新しい時代に即した書き方」を次の構成で世に送ることとした。

1. 診療録を書く10原則

　この本の構成は新しい考えの外来診療録を書く"10原則を各々の段落として10章に分けて書いた。下記の「新しい診療録の原則」を従来の、筆者がいささか誇張して作った、「旧い診療録の原則」と対比して検討して書いた。

新しい診療録の原則	旧い診療録の原則
1. 医療は患者が中心だ。だから患者、病める客、の記録「病客録」を書く。患者がどう変化したか？　の観察記録である。	医療は医師が中心だ。だから医師が診療をした記録「診療録」を書く。私が何を患者にしたか？の記録である。
2. 医療は契約である。だから他医・患者・家族・第三者にも契約が履行されていることがわかるように書く。医療行為には患者、契約の相手、の了解が不可欠だ。	主治医がわかるメモ程度でよい。患者は医師の指示に従っていればよい。

3．医療保険は契約である。いやなら無理して契約しなくてよい。	医療は学術的にすべきである。学術的医療は医療保険的医療に優る。
4．外来診療は入院診療のミニ版ではない。	外来診療は入院診療より簡単でよい。
5．医療には定まった一定の順序がある。	医療は我流でもよい。一般的な医療水準にとらわれる必要はない。
6．科学的に記載する。記載には約束事がある。	言葉・用語・表現・書字は自分がわかっていばよい。
7．1人の医師の能力には限りがある。だから対診・チーム医療・地域医療ネットを利用する。	自分は医師として十分だ。唯我独尊だ。他医、ましてや看護師の知識・技術を求める必要はない。
8．医療は少なくとも一般的な医療水準を下回ってはいけない。だから診断基準・ガイドラインに従う。	医療は我流でもよい。だから一般的な医療水準に捉われる必要はない。
9．医療は常に進歩・改革されねばならない。	医師は保守的な職業だ。
10．医師は誰もが誤りを犯しうる。医療リスクの予防には日頃の診療録の整備・管理が必要だ。	医師は誤りをしてはならない。誤りをしないのが医師だ。だから診療録などへの安全対策への投資は無駄金になる。

2．実例の原則との矛盾

　診療録の実例を取りあげて、上記の新しい診療録の原則に照らして生じる矛盾点を取りあげた。この本は医師のためのお習字教室・作文教室を企画しているのではない。診療録の問題を取りあげると何を今さらと多くの医師は思うかもしれない。しかし医療への意識や診療への考え方が変われば当然のことながら診療録も変わらなければいけない。問われるべきことは診療の原則である。原則の変化に合わせて自分の診療録の書き方を変えていかねばならない。

　まず医師の書いた診療録の実記録から既に掲げた原則に矛盾する点を探し出した[2]。

3．矛盾の解決法

　この診療録の実例にある矛盾点を解決する方法を提案した。われわれは賢く工夫をこらして試行錯

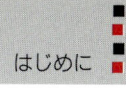

誤をしながら診療録にある矛盾を1つずつ解決していかねばならない。日本独特の医療保険制度のもとでは欧米にお手本の教科書があるわけではない。診療録の問題解決はようやく始まったばかりであり、誰もが十分な答えを用意しているのではない。われわれはまず「人の振り見てわが振り直せ」の方式で診療録の書き方を学んでいくことから始まる。

　ここで断っておきたいことは診療録とは個人の医療記録なので不特定多数の人に公開されるべきではない書類である。しかし診療録の学習のためには本来秘守されるべき個人情報が"黒塗り"されており人権が侵害されていなければ本の資料として例外的に許されると考えている。本文中の診療録はいずれも筆者の知人・友人・同僚から提供してもらった記録である。本に記載するにあたっては予めご了解を得ている。ご自身の診療録を広く医師の学習のために敢えて提供するという損なピエロの役割を果たして下さった諸先生に心から感謝を申し上げる。

　医療構造が土台から変わりその一環としてすべての情報が発信者に還元・開示される時代である。この新しい考えに照らしてこれまでの矛盾を解決してゆき第三者の評価にも耐えうるような診療録を書けるようになるのにこの本が役立つことを心から願っている。

田村　康二

参考文献

1. 法務省・全国人権擁護委員会連合会(編)：世界人権宣言.
2. 法務総合研究所(編)：国際人権規約.「人権擁護概要」.
3. 田村康二(編著)：診療録の書き方. 第2版, 金原出版, 東京, 2001.
4. 山澤育宏：診療録と重要な医療文書の書き方. エルゼビア・サイエンス・ミクス社, 2000.

目 次

I 患者中心の診療録を書く ― 1
1 診療録の原則との矛盾 ― 1
- 症例 お手本となる診療録 1
- 症例 暗号混じりで読み取り難い記載 3
- 症例 読んでいると頭が痛くなる記載 4

2 矛盾の解決法 ― 4
1. 診療録の開示 4
2. 患者が医師を訴えるのは診療録よりはそれ以前の面接技法・医療技術の低さにある 6
3. 患者中心とは患者の人権を尊重することだ 7
4. 診療録という用語は不適切だ。"病客録"がよい 7
5. 患者中心の診療録とはどう書いたらよいのか？ 9
6. 診療録は主治医のメモではなくて他医にもわかる記載をする 9

II 診療契約を履行する ― 11
1 実例の原則との矛盾 ― 11
- 症例 契約者が不詳である 11
- 症例 患者にもしばしば診療契約の違反がある 14
- 症例 患者の抱えている医療問題は1つとは限らない 16
- 症例 私が患者の医療問題をすべてまとめて面倒みましょう 18
- 症例 医者は看護師の記録に負けないで書こう 22

2 矛盾の解決法 ― 24
1. 承諾書・同意書は（インフォームド・コンセント）は書面で必要だ 24
2. 診療契約 25

3 問題志向型診療記録を書く ― 28
1. POMRの書き方の要点について 28

4 問題志向型診療記録はなぜ日本に根づかないか？ ― 30
5 実例の不適当な記載から学ぶ ― 30

III 医療保険の契約を履行する ― 33
1 実例の原則との矛盾 ― 33
- 症例 傷病名の記載 33
- 症例 療養指導料の模範例 36

2　矛盾の解決法 ……………………………………………………………… 38
   1　保険診療を知る　38
   2　医療法は性善説で成立できるのか？　38
   3　医療はビジネスではない　38
   4　「医学的証拠に基づく医療」(EBM) をする　39

IV　外来診療録は入院診療録の簡易版ではない ——————————— 41
1　実例の原則との矛盾 …………………………………………………… 42
   ・症例　簡略すぎる外来診療録　42
   ・症例　よく工夫されている開業医の外来診療録　44
2　矛盾の解決法 …………………………………………………………… 45
   1　診療録の用紙の整備　45
   2　診療マニュアル　46
   3　クリティカル・パス　46

V　診療の定まった手順で書く ——————————————————————— 49
1　実例の原則との矛盾 …………………………………………………… 50
   ・症例　病歴を科学的に記載する　50
   ・症例　診療の手順を守った記載をする　52
   ・症例　なぜ日本語・英語・ドイツ語を交えて書くのか？　54
   ・症例　読み難い主治医意見書　56
   ・症例　この内科医の診療録は内科医でも読めない　58
   ・症例　この整形外科医の診療録は筆者には読めない　60
   ・症例　この眼科医の診療録は筆者には読めない　62
   ・症例　この産婦人科医の診療録は筆者には読み取れない　64
2　矛盾の解決法 …………………………………………………………… 66
   1　今さらの診察・診断・治療の手順　66
   2　診療録の書き方の基本　66
   3　診療録に書いてはいけない事項　67
   4　診療録への誤解　69

VI　科学的に記載する ——————————————————————————————— 71
1　実例の原則への違反 …………………………………………………… 72
   ・症例　時系列の記載に工夫がいる　72
   ・症例　他医にはわかりにくいカルテ　74
2　矛盾の解決法 …………………………………………………………… 76

VII 医師の診療能力には限界がある —————————————————— 79

- 1 実例の原則との矛盾 ………………………………………………………… 79
  - ・症例　救急車で搬送されてきた救急患者の紹介状　79
  - ・症例　わかりやすくて助かる紹介状　79
- 2 矛盾の解決法 ……………………………………………………………… 82
  - 1 対診・紹介・検討会の記載　82
  - 2 セカンド・オピニオン　82
  - 3 インフォームド・コンセント　86
  - 4 1患者・1カルテ・1地域　86
  - 5 インシデント・レポート　86

VIII 診療は一般的な医療水準を下回ってはいけない —————————— 87

- 1 実例の原則との矛盾 ………………………………………………………… 88
  - ・症例　この記録が読めるのが一般的な水準か？　88
- 2 矛盾の解決法 ……………………………………………………………… 90
  - 1 医療の一般的水準　90
  - 2 第三者評価　90
  - 3 医療の国際化　90

IX 診療を常に改善し効率化する ————————————————————— 91

- 1 実例の原則との矛盾 ………………………………………………………… 91
  - ・症例　開業医は忙しくてこれ以上は書けない　91
- 2 矛盾の解決法 ……………………………………………………………… 94
  - 1 医療情報の効率化を計る　94

X 医師は誰でも診療過誤を為しうる。しかし過誤はデタラメには生じない。日頃の診療録の整備がこれを防ぐ ————————————————— 97

- 1 実例の原則との矛盾 ………………………………………………………… 97
- 2 矛盾の解決法 ……………………………………………………………… 97
  - 1 医療過誤－今日は人の身明日はわが身　97
  - 2 医療裁判・鑑定の判定は診療録が証拠になる　98
  - 3 リスク・マネージメント　98

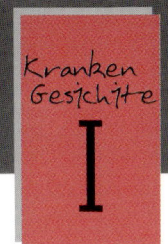

I 患者中心の診療録を書く

医療は患者中心であるべきだと言われれば誰しも「ごもっとも」と思う。しかし現在の医療が患者中心ではなくて医師中心になっていると言われるとこれまた「その通り」と多くの医師は内心では思う。まさに本音と建前である。

これまでは医師の多くは診療録には文字通りに自分自身の診療行為の記録を書くものだと思い込んで何となく診療録を書いてきた。診療録を自分の日誌としてメモ代わりに物語風に書くのだと思い込んできたと思う。この書き方が「患者中心ではない」「旧くて駄目だ！」といわれるとこれまで患者のために良かれと思い医療を日夜実践してきた医師たちは咄嗟に誰しも「どうして？」と当惑し次いで反発する。

1 診療録の原則との矛盾

症例・図1　お手本となる診療録

①この診療録はまず非常にわかりやすくかつよく読み取れる。多忙な開業医の診療の中でこれだけきちんと書けていれば誰にも納得できる記載だと感心させられる。この例のように診療録の記載の第一歩はヒトが読み取れる記載に心がけるべきである。

だが強いて言えば果たしてこの患者が自分の診療録を見たときに読めるだろうか？　否である。患者も読める記載を心がけるべきではないだろうか？

②症状・身体所見・検査・治療プラン・治療が実に見事に順序立てて記載されている。診療録ならびに記載に際して定められた順序は踏んでいる。これらの記載はよくまとめられている。筆者にしてもとても外来患者での記載はこのレベルの記載には及びつかない。

③「この診療録は患者中心ではない！」などといったい誰が言えるだろうか？　誰も言えない。

ただ事実として患者や家族は多分読めないと思う。患者中心の診療録とは患者が読める診療録を意味するのであろう。

傷　病　名	職務	開　始　日	終　了　日	転　帰	期間満了予定日
高血圧症	上・外	■年■月■日	年　月　日	治ゆ・死亡・中止	年　月　日
高尿酸血症	上・外	■年■月■日	年　月　日	治ゆ・死亡・中止	年　月　日

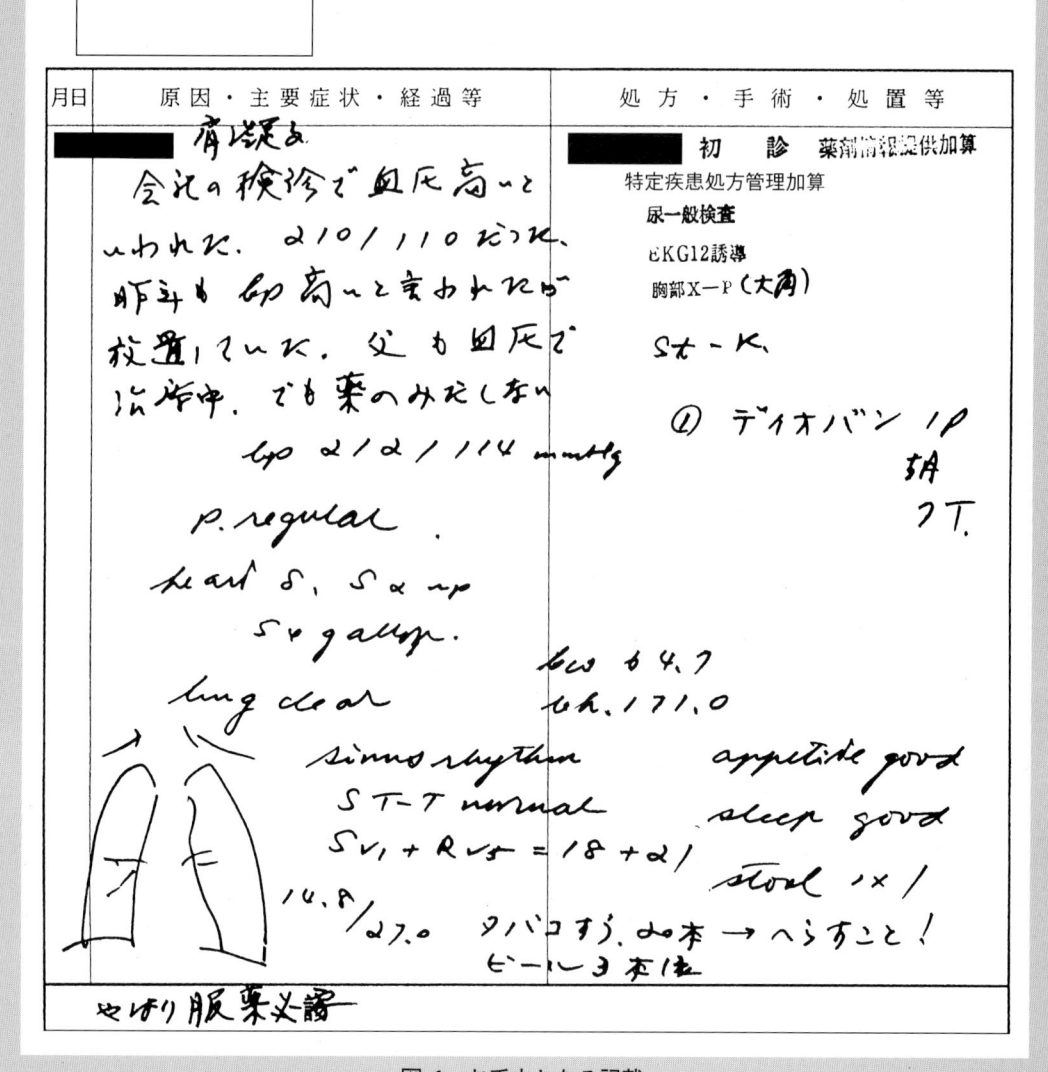

月日	原因・主要症状・経過等	処方・手術・処置等
■	高血圧症 会社の検診で血圧高いと いわれた。210/110だった。 昨年も血圧高いと言われたが 放置していた。父も血圧で 治療中。でも薬のみたくない bp 212/114 mmHg p. regular. heart S₁ S₂ no S₃ gallop. lung clear sinus rhythm ST-T normal SV1 + RV5 = 18 + 21 14.8/27.0	■ 初診 薬剤情報提供加算 特定疾患処方管理加算 尿一般検査 ECG12誘導 胸部X-P（大角） St-K. ① ディオバン 1P 　　　　　　 5A 　　　　　　 2T. bw 64.7 bh 171.0 appetite good sleep good stool 1×1 タバコすう。20本→へらすこと！ ビール3本位
やはり服薬必要		

図1. お手本となる記載

Ⅰ／患者中心の診療録を書く

図 2. 暗号混じりの記録

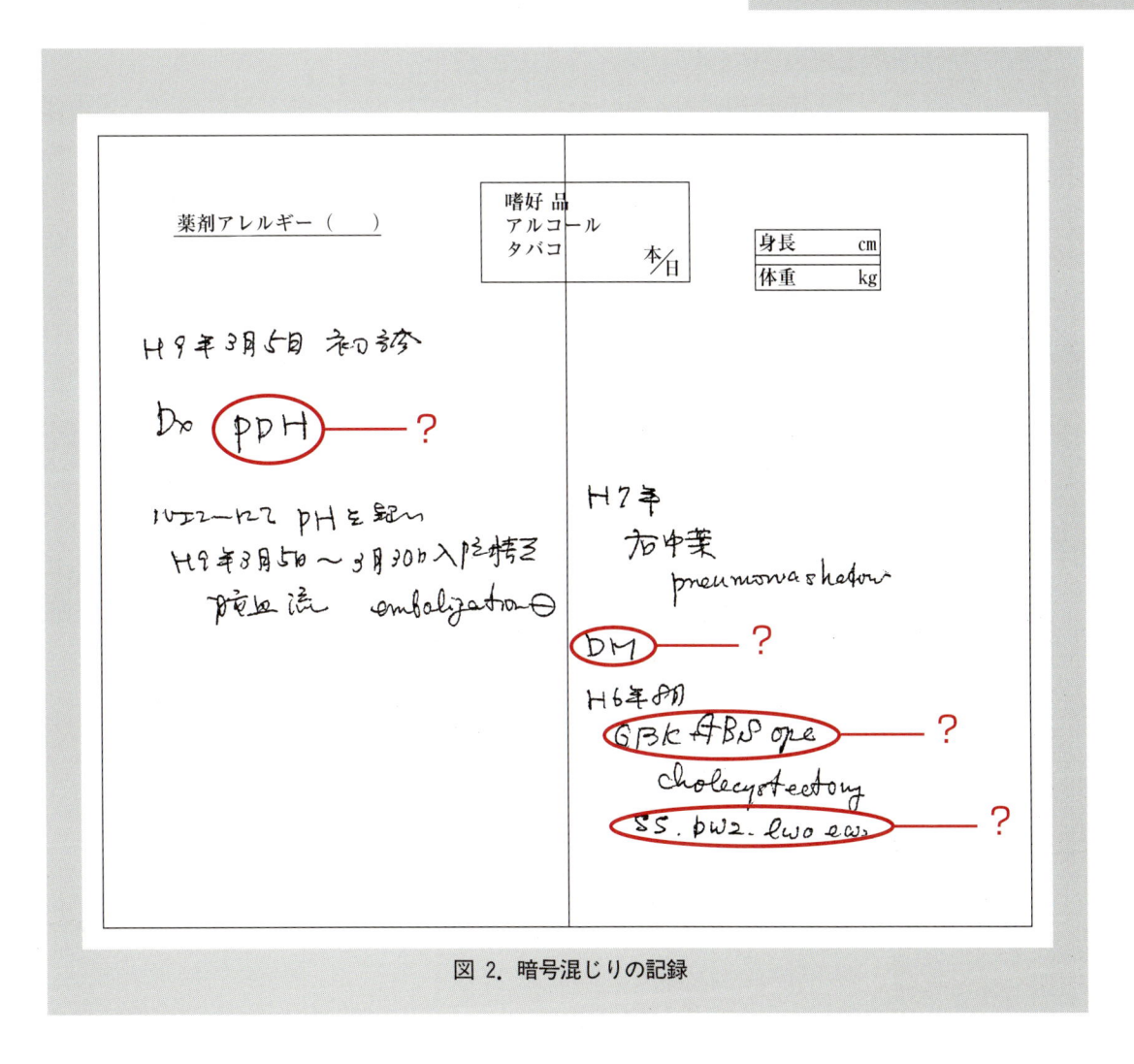

症例・図2　暗号混じりで読み取り難い記載

①省略語がわからない。診断名の PDH とは何か？　PPH（Primary pulmonary hypertension）のことか？　DM とは？　まさか direct mail ではないだろう。GBK GBS とは何か？　Ope とは operation の和製英語の省略語なのだろうか？　ss. pw 2 lwo ew 2 となると筆者にはあくまでも解読不能な暗号でしかない。

②この診療録は患者中心の記載がなされているといえるだろうか？　もしもこの患者が「診療録開示を開示してほしい」と希望してきたら今や開示しない方がよいという正当な理由をもはや患者や家族に説明できまい。開示するとしたらこの主治医はこれらの暗号の解説にずいぶん余計な時間が取られるだろうなと思う。筆者の経験でも開示を求められて診療録の記載が暗号混じりだとその説明には実に長い無駄な時間がかかっている。これは徒労に終わる。

症例・図3　読んでいると頭が痛くなる記載

①この現病歴は読んでいると私の頭が痛くなる。主治医は「詳細に診療内容を書いてあるのでわからないのはその医師が悪いんだ。何であんたがわかるように噛み砕いて書かなければいけないの？　忙しくてそんなことはできないよ！」と言っているように読み取れる。

英語に似た言葉が羅列されているがことごとく筆者には読み取れない。HT とは何のことか？ hypertension の自己製ラテン語か？　どうせ略すなら正しく HTN としてほしい。以下の用語についてはことごとく筆者の過去 40 年にわたる循環器専門医として培った知識・経験をすべて合わせても読み取れない。それでも読み取れない筆者が悪いのか？　読み取れないままにしまいには頭が痛くなって投げ出してしまった記載である。私にもわかる・読める診療録を書いてほしい。

②主治医は記載は詳細になされていると考えているらしい。主治医にはこの記載に際して使用した暗号はもちろんよくわかっている。しかしいったいこのような記載が主治医以外にいかなる意味をもっているのだろうか？　他医に理解してもらう記載という配慮ははじめからまったくなされていないと思う。主治医中心ですべてよしとする記載である。これでは患者中心の記載であるとはいえないと思う。

2　矛盾の解決法

1　診療録の開示

＊診療録の開示は当たりまえだ

開示請求自体これまでの医師と患者の関係から只ならぬ気配が感じられる。その先は医療訴訟になりはせぬか？　という不安が頭の中をよぎる。開示に際しては請求に誠実に対応しなかったり説明不足だと思わぬ不幸に巻き込まれる可能性があることに医師はくれぐれも注意しなくてはいけない。医師がたとえ正しくても医師に対する社会的評判は大切だからである。

診療録は妥当な請求があれば開示されるべきである。逆にいうと患者や家族から診療録を開示してくれと依頼があったときに開示しない方がよい理由をもはや誰もが論理的に説明できないであろう。本書の冒頭でも触れたように国際的にみてもわが国では人権尊重についての認識やそれに伴う法整備が著しく遅れている。不完全ながら医療は患者と医師との間の契約で成立しているから、その契約が履行されているのを確認したいから診療録を開示してほしいと要求されればそれに答えるのは当然であろう。

開示請求に対して医師は戸惑う前に、①一般的医療水準を上回る医療を常に行う、②患者あるいは家族に対して日頃から診療内容の説明・提供を十分に行っておいて信頼関係を確実にしておく、必要がある。患者や家族が受けている診療に疑念を抱いたときに初めて開示請求が発生してくるのである。筆者の経験でも医療不信・医療訴訟を念頭におかなければ患者からの診療録の開示請求はまず発生してこないと思う。

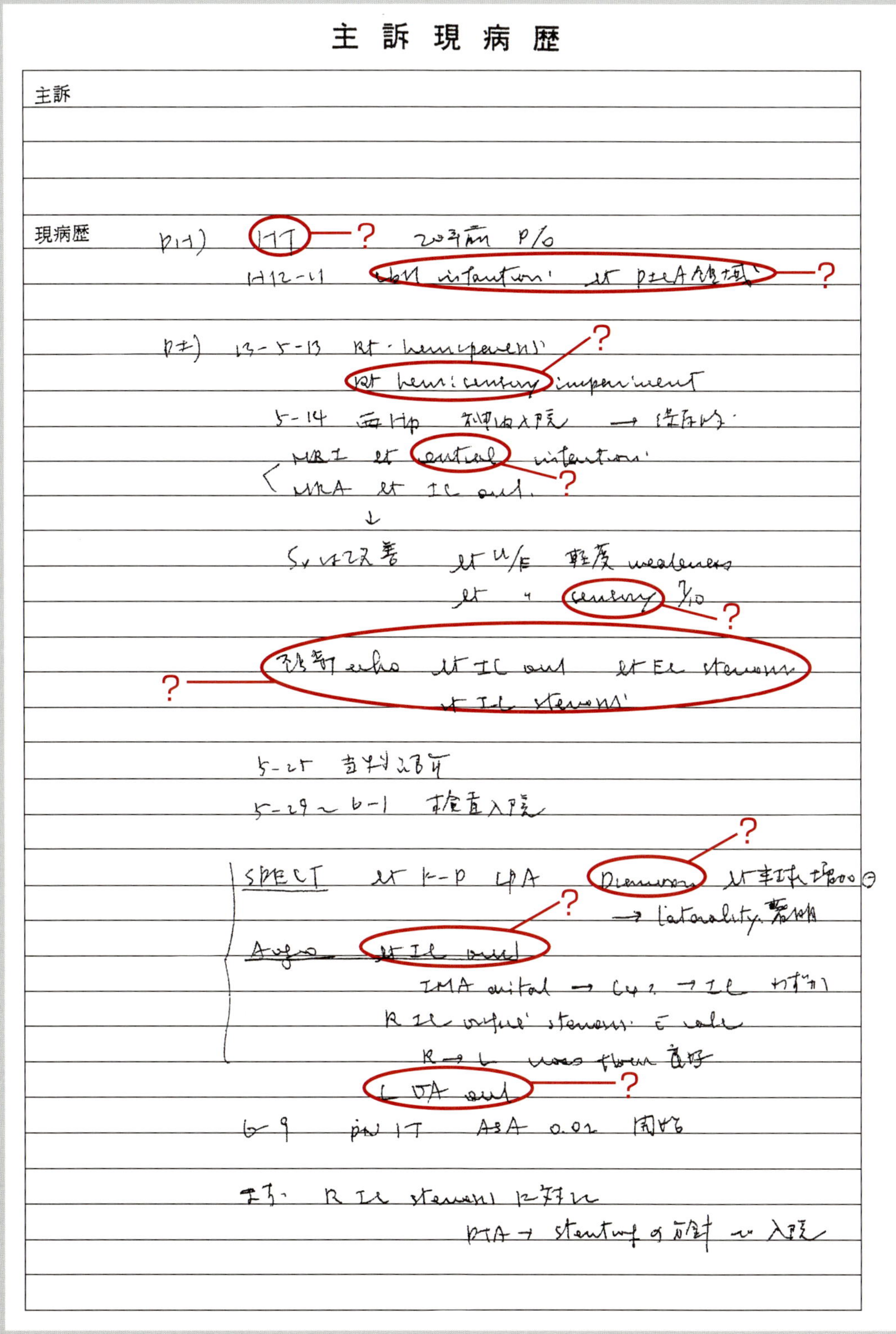

主訴現病歴

主訴

現病歴

図 3. このカルテを読んでいると頭が痛くなりませんか？

表 1. 新潟県医師会に寄せられた患者からの苦情の内容

苦情の内容	件数（重複あり）
1. 医師の説明	10
2. 診療録の開示	0
3. 医療行為に内容	13
4. 疾病・健康相談	12
5. 医療機関紹介依頼	4
6. その他	11

（渡辺悌一：患者が医療従事者に求めているものは何か．新潟県医師会雑誌 623：21-22, 2002 より引用）

表 2. 何故患者は医師を訴えるか？

米国の医療訴訟 45 件の訴訟に至った動機の検討成績について	
1. 患者を見捨てたから	32%
2. 患者・家族の見方を重んじなかったから	29%
3. 容態について説明不足だったから	26%
4. 患者・家族の見方を理解しなかったから	16%

(Beckman HB, et al：The doctor patient relationship and malpractice Arch. Intern Med 154：1365-1370, 1994 より引用)

*医療訴訟は増えている

2000 年に全国で起こされた医療関係の訴訟は過去最高の 805 件あった。また同年の医療訴訟判決は 331 件で、うち原告側勝訴は 38%であった（最高裁判所資料：HTTP、//www.Courts.Go.JP/）。米国でも数多の医療訴訟が今日の優れた医療水準へと引き上げてきた歴史がある。筆者の過去 40 年にわたる医療・医学教育に携わってきた経験からしてわが国における今日の臨床医学の一般的水準は世界的にみていまだに極めて低いと断じざるを得ない。わが国の現実では良い医師を造れない・良い医師が報われない・悪い医師でも医療ができる構造の改革はもはや法的処置が進む以外に道はなかろうと筆者は考えている。

個々の医師はまず誰が見てもわかる・妥当と理解できる医療内容の診療録を書いておくことだ。それが世の人々が迫っている診療録開示に備えることになる。

*患者は医療従事者に何を求めているか？

平成 12 年 1 月から全国一斉に「医療に関する相談窓口」が開設された。その結果として平成 13 年度の新潟県医師会での苦情相談の内容が公表された。寄せられた苦情 41 件の内容を転載する（表1）。

この成績からみると患者が抱えている問題は診療録自体にあるのではなくてそれ以前の医師と患者の間の意志の疎通の悪さにある。これは一概に断じるわけにはいかないが、医師の臨床的能力の不十分さに負うところが大であろうと筆者は考えている。良い医師となりうる資質を考えていない医学校の選抜試験・僅か 5.5 年で安価・即席に医師にしようとしているわが国に医学校教育・臨床医を育てることを目的にしていないカリキュラム・卒後の臨床医育成システムの欠如・臨床医の腕前を上げられない研修施設などを考えれば患者の求める良い医師が育つには無理がある。結果として現実にはヤブ医者が多過ぎるのが問題である。

2 患者が医師を訴えるのは診療録よりはそれ以前の面接技法・医療技術の低さにある

医療裁判になるのは訴訟天国の米国ですら診療の誤り自体よりは患者と医師との間のやりとりが不十分な場合が多いのである。説明すべき時に十分に説明する・書くべき折には十分にわかりやすく書いておくことが診療上の危機管理からも極めて重要なことを強調したい。くれぐれも診療録を誰がい

つみても容易にわかるように・誤解されないように日頃から書いておくことは医療リスク回避上からも重要なことであることに心してほしい(**表 2**)。

3 患者中心とは患者の人権を尊重することだ

　人権とは人間が人間として固有に有する権利をいう。実定法上の権利のように自由に剝奪または制限されない基本的な人間としてもっている権利をいうのである。第二次世界大戦後に人権侵害の問題は国際社会全体にかかわる問題であり、人権の保障が世界平和の基礎であるとして既に昭和23年(1948年)国連第3回総会で検討された。その結果「世界人権宣言」が採択された。この宣言の中の1項目には「すべてのヒトは生命・自由および身体の安全に対する権利を有する」と明記されている。これがすなわち患者のもっている人権でもある。その後この宣言に基いて国連で国際人権宣言をはじめ、さまざまな人権関係の諸条約が総計20採択されている。しかしわが国は国連外交の尊重を謳いながらもこれらの条約のうちでいまだになんとわずか9つしか批准していない。旧法務省の総合研究所の出した「人権擁護概説」にある人権条約の資料(**表3**)をみてほしい。この成績はわが国は実は驚くべき人権問題の後進国であることを意味している。医療界でも患者の人権問題については最近ようやく論じられてきているに過ぎない。今こそ医療人は医療以前に重大な解決すべき極めて大切な人権問題があることをよく認識しなくてはいけないと思う。これではわが国は民主主義国家・文明国・医療先進国の名に値しない。

　いまだに多くの人の記憶にある日本の五輪水泳代表選考に対する国際スポーツ仲裁裁判所の裁定問題がある。問題は人権問題については国内問題を国際裁判所が裁判する仕組みになっているのである。日本水連への国際的判定の重みを知るべきである。これが医療における人権問題に置き換えてみると大きな問題となるであろう。医師も自らの権益に固執することなく人権問題に対処してゆかねばまたもや世界の批判を浴びることになりかねない。

　したがって、いったい患者の人権を尊重して診療録をどう書いたらよいのか？　については結論が出ていない。だから今後さらにお互いに考えていかねばならない問題だと思う。

4 診療録という用語は不適切だ。"病客録"がよい

　診療録とは文字通りに解釈すれば医師が診療したときの記録という意味である。どう考えてみても患者中心の記録という意味にはならない。因みに診療録のことを英語では Client Health Record といい、ドイツ語では Kranken Gesichite という。いずれを和訳しても診療録という翻訳語が妥当だとは思えない。

　さらに慣用しているカルテ(Karte)とは元のドイツ語では一枚の紙という意味である。これもKranken Gesichite の和訳だとするなら明らかな誤訳である。診療録という用語を改めようとする提案は日本診療録学会で行われているがいまだに結論は出ていない。筆者は以前に滋賀県医師会の会で"病客録"という用語を用いていた施設がかの地にあったと聞き及びこの用語が素晴らしくよいと考えている。これら両者の違いを**表4**から汲み取ってほしい。但し本書では混乱を避けるために病客録な

表 3. 人権に関する諸条約の批准等の状況

	条約名	採択年月日	発効年月日	わが国における状況	締結国数
1	奴隷条約	1926. 9.25	1927. 3. 9	未批准	76
	奴隷条約を改正する議定書	1953.10.23	1953.12. 7	未批准	58
	奴隷条約の改正条約	1953.12. 7	1955. 7. 7	未批准	94
2	集団殺害罪の防止及び処罰に関する条約	1948.12. 9	1951. 1.12	未批准	124
3	人身売買及び他人の売春からの搾取の禁止に関する条約	1949.12. 2	1951. 7.25	1958. 5. 1（加入） 1958. 7.30（発効）	72
4	難民の地位に関する条約	1951.7.28	1954. 4.22	1981.10. 3（加入） 1982. 1. 1（発効）	130
5	婦人の参政権に関する条約	1952.12.20	1954. 7. 7	1955. 7.13（批准） 1955.10.11（発効）	110
6	無国籍者の地位に関する条約	1954. 9.28	1960. 6. 6	未批准	44
7	奴隷制度、奴隷取引並びに奴隷制度に類似する制度及び慣行の廃止に関する補足条約	1956. 9. 7	1957. 4.30	未批准	117
8	既婚婦人の国籍に関する条約	1957. 1.29	1958. 8.11	未批准	66
9	無国籍の削減に関する条約	1961. 8.30	1975.12.13	未批准	18
10	婚姻の同意、最低年齢及び登録に関する条約	1962.11. 7	1964.12. 9	未批准	47
11	あらゆる形態の人種差別の撤廃に関する国際条約	1965.12.21	1969. 1. 4		150
12	難民の地位に関する議定書	1967.1.31	1967.10. 4	1982. 1. 1（加入） 1982. 1. 1（発効）	129
13	国際人権規約 ※経済的・社会的及び文化的権利に関する国際規約（A規約）	1966.12.16	1976. 1. 3	1979. 6.21（批准） 1979. 9.21（発効）	137
	※市民的及び政治的権利に関する国際規約（B規約）	1966.12.16	1976. 3.23	1979. 6.21（批准） 1979. 9.21（発効）	140
	※市民的及び政治的権利に関する国際規約の選択議定書	1966.12.16	1976. 3.23	未批准	93
	※市民的及び政治的権利に関する国際規約の第2選択議定書（死刑廃止）	1989.12.15	1991. 7.11	未批准	31
14	戦争犯罪及び人道に対する罪に対する時効不適用に関する条約	1968.11.26	1970.11.11	未批准	43
15	アパルトヘイト犯罪の禁止及び処罰に関する国際条約	1973.11.30	1976. 7.18	未批准	101
16	女子に対するあらゆる形態の差別の撤廃に関する条約	1979.12.18	1981. 9. 3	1985. 6.25（批准） 1985. 7.25（発効）	160
17	拷問及びその他の残虐な、非人道的な又は品位を傷つける取扱い又は処罰の禁止に関する条約	1984.12.10	1987. 6.26	未批准	103
18	スポーツ分野における反アパルトヘイト国際条約	1985.12.10	1988. 3. 4	未批准	57
19	児童の権利に関する条約	1989.11.20	1990. 9. 2	1994. 4.22（批准）	191
20	全ての移住労働者及びその家族の権利の保護に関する国際条約	1990.12.18	―	1994. 5.22（発効） 未批准	9

（法務総合研究所「人権擁護概説」より引用）

表 4. 診療録と"病客録"には大きな違いがある

診療録（医師が診察する記録）	Client Health Record（病客録） （病客の健康記録）
1．医師自身の問題は何か？	病客の問題は何か？
2．医師自身の問題解決にはどうするか？	病客が悩んでいる問題の解決に医師は何ができるか？
3．医師自身の目標は何か？	病客の目標は何か？
4．いかに収入を得るか？	問題解決にどう奉仕できるか？
5．医師の目標を達成できたか？	病客の問題は解決されたか？
6．退院要求を何故するか？	なぜ退院を希望しないのか？

る言葉は使っていない。しかしこの本での"診療録"とは病客録という意味であると理解してほしい。

5 患者中心の診療録とはどう書いたらよいのか？

答えは主人公である患者が希望すれば自分の診療録を読み取れるような記録として書くことを意味している。したがって記載方式はどうあれ、まず記載された事項を他者が誤解することなく読み取れるように書くことが必要である。誤解する者が悪いと一方的に決めつけられたのではたまらない。

6 診療録は主治医のメモではなくて他医にもわかる記載をする

「わからん医師が悪い」などとは他をはばかれば言えない禁句であろう。省略語は自分や特定のグループが勝手に略してはならないと思う。この手の言葉を一般には隠語というのである。例えばヤクザが刑事のことをデカというのに等しい。医師や医師仲間ともあろう者が隠語なぞを密かに使って仲間外へ情報を公開せぬようにしてははならないのだと思う。英語には英文法上の省略の原則があるのでこの原則に従うべきである。日本語でも英語でも辞書に出ている用語を用いることが原則である。わかりやすく誤解がない言葉が共同社会で互いの人権を尊重しあっていく基本であろう。

参考文献

1. 日本医師会：医の倫理綱領．2000．
2. 日本医師会：医療と消費者契約法．2000．
3. 三輪亮寿：医療過誤判例Q&A；もしもあのとき．医事出版社，1998．
4. 日本医師会：診療情報の提供に関する指針．1999．
5. 日本医師会：外来診療録；書き方の手引き．2001．
5. 日本医師会：外来診療録の上手な書き方；POMRの実践をめざして．2002．
6. 米田泰那：医事紛争と医療裁判．成文堂，1986．
6. 田村康二：医学的面接のしかた．医歯薬出版，東京，2000．
7. 田村康二：ここが気になる医者のコトバ．青春出版，2001．

II 診療契約を履行する

　診療は患者と医師との間に診療契約が成立してから始まる。しかし今日医師が「私とあなたとの契約ができたのでその契約に従って診療します」というと患者方で「いったいこれはどうなっているんだろう？」と戸惑うに違いない。契約内容はこれこれなのでその範囲内で診療をするという考え方も多くの医師はしていない。最近では医師側には診療契約としてのインフォームド・コンセントなどの診療契約をする必要性や義務感が強調されている。しかしながら本当の契約ならば医師は契約内容や契約違反に対して診療拒否ができるはずである。しかしわが国の医師は医師法上から診療拒否は法律上できない仕組みになっている。「私が言った禁煙をあなたは実行しないからあなたを今後は診ません」と患者に言えるのが本当の契約である。現に欧米では医師の患者に対する言動は診療契約に従っている。日本では診療契約は患者側の一方的な契約である。その代わりに医師に対しては医師法を西欧の性悪説とは違って性善説という恩恵を与えて造りあげてきた。近代化を急ぐあまり法の根本的な理念を問わずこれまでの慣習法を重視して法治国家を造ってこざるを得なかったのであろう。しかしこの矛盾の整合性は国際化の中で再検討されるべき事項となってきた。

　わが国の診療契約は不完全・一方的な本来的には契約とは呼べない形での不自由契約であるといえる。しかしたとえ不完全であってもその限りにおいて契約は実行されなければいけない。

1 実例の原則との矛盾

症例・図1　契約者が不詳である

　①診療経過を示す診療録の一部である。診療経過は十分にかつ簡明にうまくまとめられている。

　②この例では必ずしも当てはまらないと思うが書き手の署名がない。この部分はいったい誰が書いたのだろうか？　医師の署名がないのでわからない。しかし開業医1人で診療しているとすれば署名はなくとも書き手は自ずとわかってくる。しかし複数の医師が同一の医療施設で働いている場合には各々の署名がないと誰が書いたのか？　がわからない。これを筆跡から判定するのは無理なことであろうし時間の無駄である。

　③医師の署名は必要である。契約には契約者の署名・捺印が法律上必要なのである。

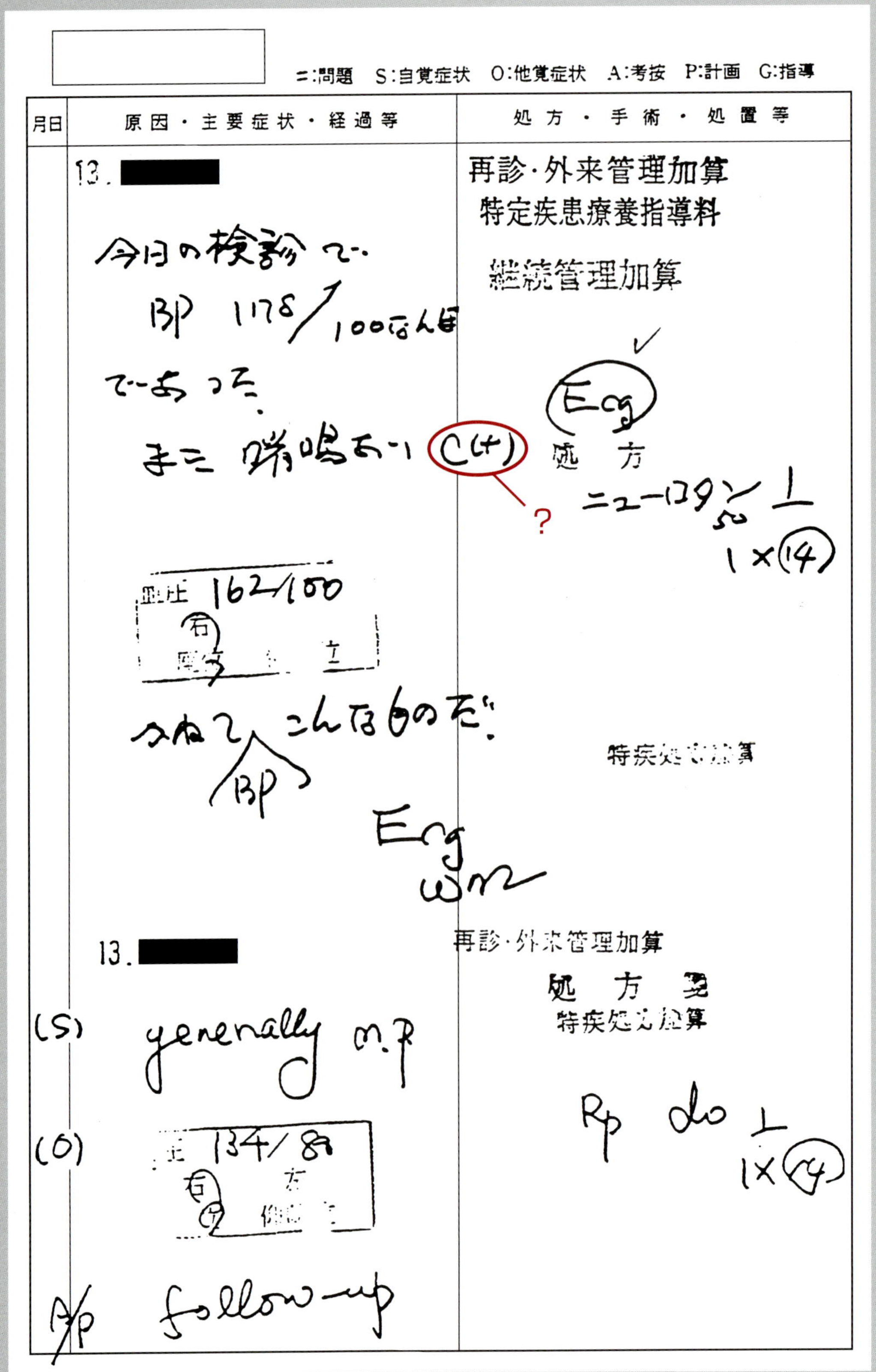

図 1. 外来で経過をみている高血圧例のお手本

月日	#:問題　S:自覚症状　O:他覚症状　A:考按　P:計画　G:指導	
	原因・主要症状・経過等	処方・手術・処置等
13. ▇	慢疾・生活　指導 塩分は一日あたり8グラム ━━━━━━━━━━ (S) M.P. 13.5.1. 慢疾・生活　指導 NaCl 8g/日 充分に改善 M.P. 血圧 134/80 右　　　左 座位　仰臥位	再診・外来管理加算 　特定疾患療養指導料 継続管理加算 処方箋 Rp do 1 　　1×⑭ 特定疾患療養指導料 Rp do 1 　　1×⑰

図1. 続き

症例・図2 患者にもしばしば診療契約の違反がある

①慢性疾患指導料を請求するにはこの例のようにその根拠を診療録に明記しておく必要がある。その点この診療録では指導内容について印をうまく作っておりこの工夫には感心させられる。慢性疾患指導料を請求してもその根拠が記されていない診療録が少なくないからである。

この診療録の記載では「タバコは10本に減らした」と指導効果があったことが記されている。さらに「ビールは1本だけを許可した」と指導内容が記されている。範とすべき工夫である。

診療契約では法的には「医師は現在の一般の医療水準を上回る医療行為をする。患者も社会常識の範囲で医師の指示に従って療養をする」という契約になるのであろう。しかし患者が禁煙・減煙に努力せず飲酒の制限に応じないならば患者側の契約違反となる。

②わが国では欧米と違って患者側のこのような契約違反は問えない。この点筆者の知る限り米国の医師は厳しく患者に迫る。これはおそらく立法の考えの違いによるものであろう。

1. 治療の心がけ

問：患者を治療するのに、特に注意することがありますか？
答：ある。すべて患者を治療する場合には、治りにくい病気を治そうと願うよりは、治るはずの病気を治り難くしないように心がけなさい。私は先生から、いつも「治療は一歩手前と思うところから始めなさい。初めから進み過ぎるとあとへは戻りにくいものだ」と教えられた。（杉田玄白：形影夜話．教育社）

2. 処方について

問：医を職業とするものは、処方を多く知ることがよいのでしょうか？
答：処方は献立であり、治療は味加減である。来客の人柄を知って用意した献立でなければ、いい献立ではない。患者の病症や原因について、数多くの処置例を経験した治療でなければ、本当の治療ではない。医術を行う人は、処方をやたらに好むよりは、治療の味加減を体得することを第一とすべきである。（杉田玄白：形影夜話．教育社）

II／診療契約を履行する

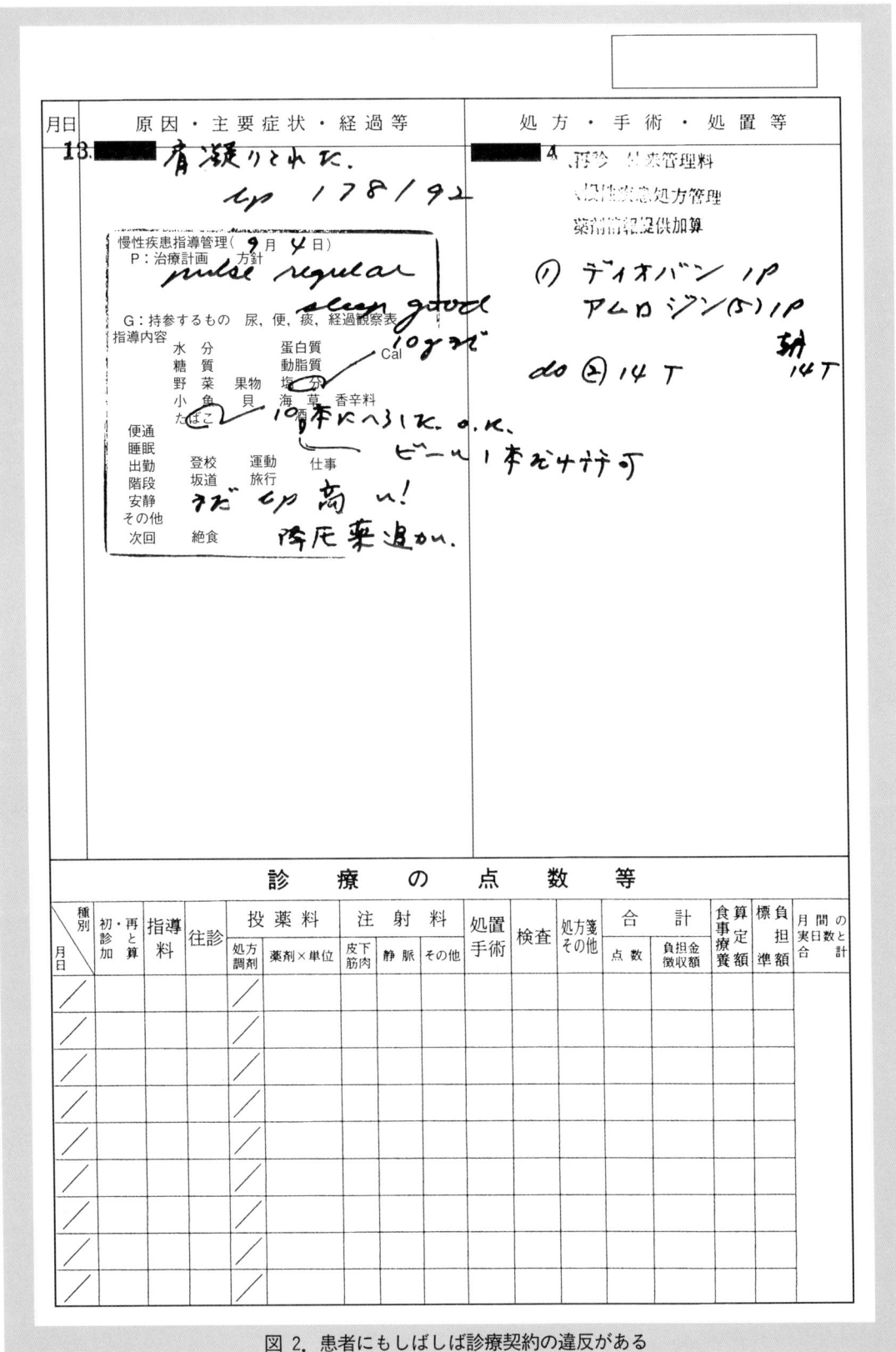

月日	原因・主要症状・経過等	処方・手術・処置等
13.	肩凝りとれた。 cp 178/92 慢性疾患指導管理（9月4日） P：治療計画　方針 pulse regular sleep good G：持参するもの　尿，便，痰，経過観察表 指導内容 　水　分　　　蛋白質 　糖　質　　　動脂質 　野菜　果物　塩　分 　小魚　貝　海草　香辛料 　たばこ 　便通 　睡眠 　出勤　登校　運動　　仕事 　階段　坂道　旅行 　安静 　その他 　次回　絶食　　10gで Cal 　10本にへらした。o.k. 　ビール1本だけサナナす 　まだ cp 高い！ 　降圧薬追加．	再診　外来管理料 慢性疾患処方管理 薬剤情報提供加算 ① ディオバン 1P 　アムロジン(5) 1P do ② 14T　研 　　　　　　　14T

診　療　の　点　数　等

図2．患者にもしばしば診療契約の違反がある

症例・図3　患者の抱えている医療問題は1つとは限らない

　①主訴は安易すぎる。この例では Chest opression（oppression の意味か？）を主訴として記載している。日本ではいまだにこの記録のように慣習的な物語風診療録が多い。この記載法では患者の訴えを何故か慣習上主訴という記載をしている。このような主訴という考えはおそらく明治時代にドイツ医学から取り入れた方式と推測される。何故ならば筆者の知っている複数のドイツの内科教授に聞いても"Haupt Klage"などという考えは今のドイツ医学にはないという答えを得ているからである。

　患者は数多くの医療問題を抱えているのにそのうちから1、2の問題だけを取りあげて主訴として端折って医療をする考え方は医療が未発達だった時代にはそれでも対応できたのかも知れない。しかし今日となっては場当たり的だと指摘せざるを得ない。言葉を何でも端折る・ちぢめる・摘まむという考え方は東言葉に代表されるように日本語の基本的な欠点であろう。今は患者のすべての医療問題を解決しようとするための POMR を採用すべきであろう。

　患者の訴えは1つとは限らない。また仮に2つ以上の訴えがある場合には「どちらが患者の生命予後にかかわる主たる訴えなのか？」は外来診療では即座には判定しかねる。患者が「先生診て下さい！」といったときには医療上のすべての問題を解決してあげるのが医師の契約上の義務であろう。しかも大切なことは患者が自覚していようがいまいが医療問題は存在する。つまり患者の訴えている自覚症状だけが医療問題になるわけではない。無症状でも患者の生命予後に重大なかかわりをもつ疾患、例えば悪性腫瘍・無痛性心筋梗塞などや病態は存在する。主訴という安易な考えはいかにも医師としての気概に欠けている端折った安易な考え方であろう。改めねばならない。

　②「医療上で抱えている問題を私がすべて面倒みましょう！」というのが医師の本来の考え方である。そのためにはまずすべての問題を列挙する。そのうえでこれらの諸問題を可能な限り1つずつ根本的な問題へと帰納させていこうというのが診療の基本的な考え方である。何故ならば病因論では1元論をとっているからである。すると診療録を書くにはこの思考過程に合った書き方が必要となってくる。この記載では Chest oppression のみを主訴として捉えている。いったい他の症状はなかったのか？　がこの記載からは読み取れない。患者の問題のすべてを拾い出す努力が足りなかったのではないか？　と疑われても仕様があるまい。

　③POMR を奨める。このための診療録の記載として注目されているのが米国の Weed LL の提唱した Problem oriented medical record（POMR、問題志向型診療記録）である。

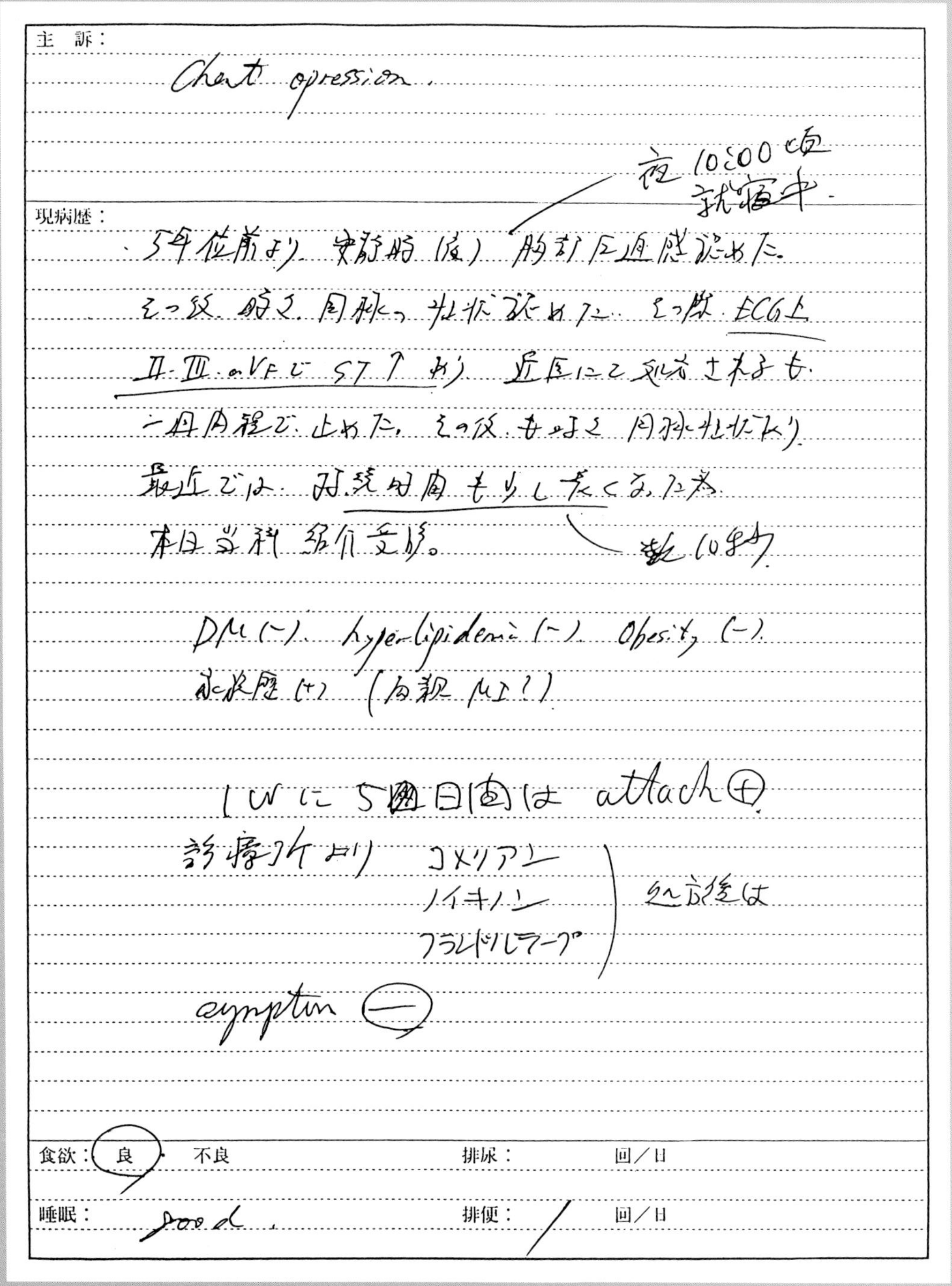

図 3. 安易すぎる主訴の例

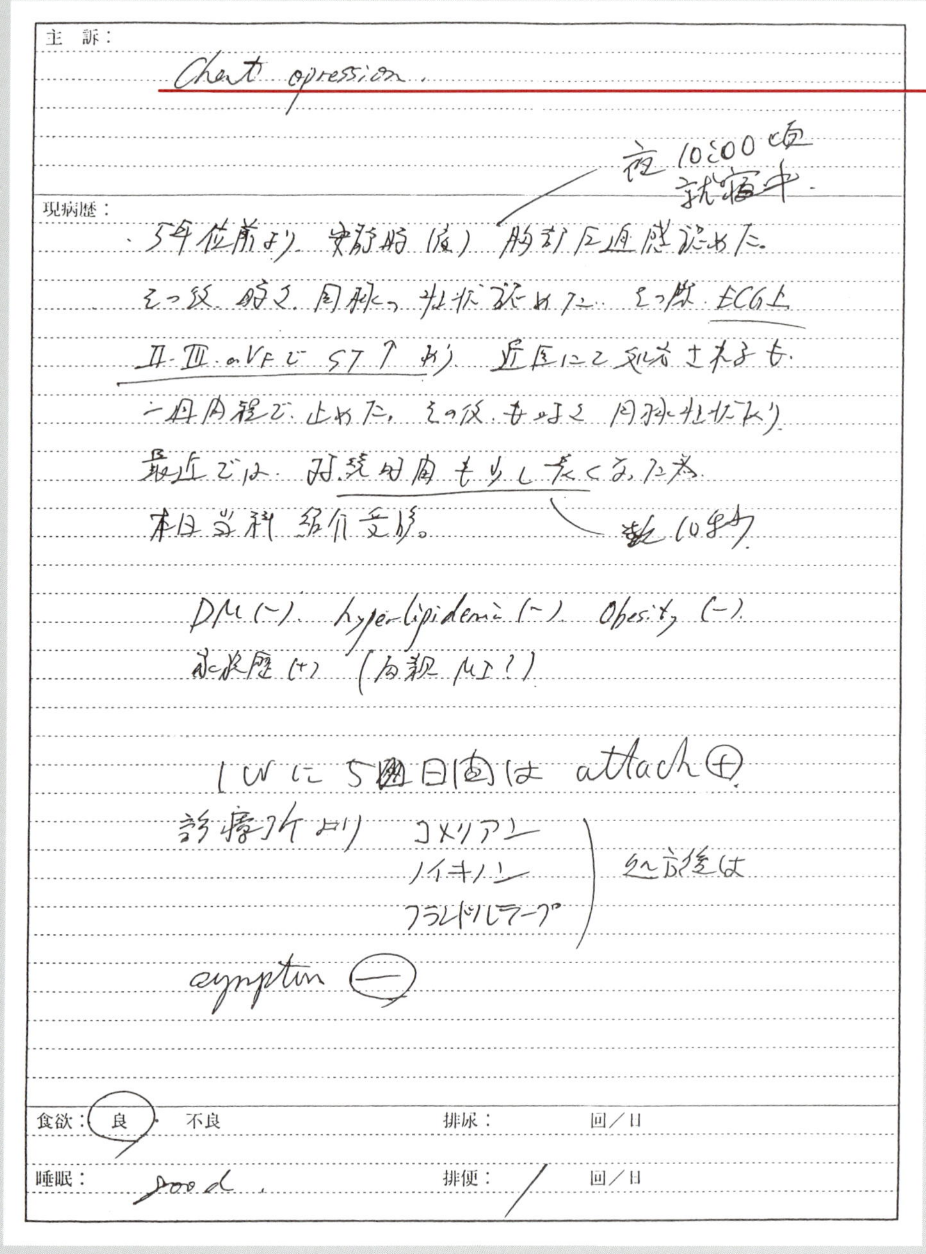

患者の問題は1つとは限らない。
問題のすべてを拾い出して問題番号をつける。
例：＃1 胸部圧迫感
　　＃2
　　　⋮

図 4．POMR で書く

症例・図 4　私が患者の医療問題をすべてまとめて面倒みましょう

POMR で書く。本例の診療録の記載を左に POMR の方式に書き直した記載を示す。両者の違いを対比して互いの差異をよくみてほしい。

ｉ）主訴が 4 つ挙げられている：まずこのように訴えの単なる羅列ではこれらのうちでの重要性

の順序は何か？　が読み取れない。重要性とは患者の生命予後を考えるうえでの緊急性・重大性をいう。物にはすべて順序がある。だから山積する問題には順番をつけてその順に次々と解決していかなくてはならない。

ii) POMRではまず患者のすべての問題を列挙する：次に問題の重要性から常に#1、#2…と順位をつけて示すことにしている(図5)。こうすることで次の仕事の段取りができてくる。記載は端的に簡明直截であるべきだ。この点ではPOMRの記載は問題点を今なお活動している問題と既に活動を停止した非活動性の問題とに分けているのでわかりやすい。さらに問題が発生した年月日を記入する。問題が解決した場合にはその理由と解決した年月日を記入する。これらを図5のように一覧表にしてまとめておけば患者の問題は誰の目にも一目瞭然となる。この点は診療を効率化するうえで極めて有用である。

iii) 問題を活動性と非活動性とに分ける：図4の左側の記載では「何が現在の問題なのか？　何が既に解決された問題なのか？」がわかり難い。記載がないわけではない。しかしわかり難いのである。その理由は記載のすべてを読んだうえで考え直さないとわからないからである。つまり遠回しなまどろっこしい記載なのである。

3. 病名について

問：病名とはどういうものですか？
答：病名などは実際にはないといってもよいものだ。名があって病気があるのではなくて、病気があって初めて名がもうけられたものである。しかし病名は一通りはっきりしておかなければ、患者を安心させることができない。ただ望みたいことは、病名よりも病気の原因をはっきりさせ、その筋道を知ることが重要であるべきだ。(杉田玄白：形影夜話．教育社)

4. 良医の選び方

保養の道は自らが養生するのみならず、また、医師をよく選ぶべし。天下にも替えがたき父民の身、わが身を以って庸医(藪医者)の手にゆだねると危険な目にあう。医者の良し悪しを知らずして、父母子が病気になったときに、庸医にゆだねるのは不幸・不慈になる。医者を選ぶには、自分が医療を十分に理解していなくとも医術の大まかなことを知ってさえ居れば、医者の良し悪しはわかる。例えば書画が上手でない人も、筆法を習って居れば、書画の巧拙はわかる。(貝原益軒：養生訓．徳間書店)

著者の注：医師の診療録を開示してもらい、それを一見すれば医者の良し悪しは素人でも常識さえあれば判定できる。

主訴
背部痛
労作時の息切れ
食欲低下
下肢の冷感

現病歴：
S54年　僧帽弁狭窄症、心房細動を指摘されていた　K非院にて

S62年　呼吸困難 増悪し 当科を初診している。2回の入院加療をしている。
　　　　　　　　　　　　　　心不全にて

H2年　転居を機に　Hpにて follow されている
（心臓カテーテル検査をおこなったところ EF 75% 〜 90% 〜 75%）

H9年　再転居して 再び 当科を follow することとなる
　　　　　　　　　心不全悪化にて
H9.5月28日に　当科に　　　　　　　　入院をしている。
以前、
H10年6月頃　38.5℃以上の発熱が3〜4ヶ月間 続いた
その頃より 息切れ、左背部痛、食欲低下が出現
　　　　　　　　　　　　　　　　　　　　　　　　　ので外来へきた。

問題番号	日付 年/月/日	問題、活動性	発生月日	問題、非活動性	解決月日
#1	10/6/15	労作時の息切れ	H10/6/?		
#2	10/6/15	背部痛	10/6/?		
#3	10/6/15	食欲低下	10/6/?		
#4	10/6/15	下肢の冷感 不明 ———	不詳	——→治療	10/6/15
#5	10/6/15	僧帽弁狭窄症	S54		
#6	10/6/15	心房細胞	S54		

図 5. POMR の書き方

5. 日本語について

「ヨーロッパ人にとって日本語の敬語は、担うのがたいへん大きな十字架のようなものだ。確かにわれわれもドイツ語の敬語という十字架を背負っているが、それも日本語に比べれば大したことはない。日本語の敬語をそのままドイツ語に訳したら、それこそ馬鹿馬鹿しく大袈裟に聞こえる。なんで足みたいに当たりまえのものについて日本語では「おみ足」などというのか、もちろん理解し難い。日本の敬語は独自の語彙があって動詞を違った新しい形に無理やり変えてしまう。敬語なしでは簡単な会話もできないので、話すときはとても重要だ。敬語とは言語のほかの部分には何もしなかったのにここだけ完成した優れた意味の言語要素である。敬語が今日栄えているのは昔の厳しい身分差のお陰である。身分差が消えて個人の自意識が表面に出るところでは、人間が自分自身を意識して人格化するし、敬語の基盤がなくなる。そして自分のことは大文字で書くのに二人称は小文字で書く英国やアメリカには敬語が最も少ないので、日本でも個人主義が急速に発達すると敬語は著しく後退するだろう」。（C　ムンチンガー著・生熊文訳：ドイツ宣教師の見た明治社会．新人物往来社、原著は1898年の出版である）

　著者の注1：今から90年前の著作のドイツと日本の比較文化論である。1890年代これほど彼我は違っているのにいったい日本人の医師の誰がドイツ語でカルテが書けたであろうか？　日本の軍医以外でドイツ人を診察した日本人の医師は当時はいなかったと思える。ドイツの臨床医学すら誰も知らなかったのではないか？　私のこれまでの経験では日本の医師がドイツ語で正確に書いたカルテをみたことがない。

　著者の注2：私の所へ留学して来た中国の医師・殷先生にある日尋ねた。「殷君、中国での文化大革命で得たものは何ですか？」これに対して彼はこう答えた。「文化大革命以後は敬語という言葉は中国の辞書から抹殺されました。今では先生は英語のMrで、女史はMsとなりました。それ以外の二人称の表現はなくなりました。これで中国も民主主義の国になったのです」。さらに続けて彼はこうも言った。「日本語を学習することは中国人にとってはやさしいのです。何故なら日本語は文法も簡単ですし発音も楽にできます。ただ相手によって言い方を変えるという敬語の文化は異質で中国にはありません。敬語・丁寧語・日常語の使い分けがどうしてもできないので中国人は悩んでいます」。この答えには私は驚いた。なんと日本語は相手によって巧みに言い方を変える差別的な言語なのであろうか！　民主主義の国なのか？　この時以来殷君ではなくて、殷先生と呼ぶことにした。

症例・図6　医者は看護師の記録に負けないで書こう

　POMRの利点はチーム医療を行うに際してこれに加わる医療従事者のすべてが活用できる記録法であるということである。その理由は1患者1カルテとして患者の抱えている問題の1つずつについて問題解決のためにかかわる全員が医療行為を記入できるからである。既に看護師はPOMR方式を多くの医療機関で広く採用し実効を上げている。この記録はある病院の看護記録を借用した。なお医療裁判にでもなれば看護記録は証拠書類として採用される公文書であることに医師も注意してほしい。

　このような看護師の記録に負けない記録を医師は書かなくては面目が立つまい。

　①この看護記録の字は綺麗で読みやすい。記録は他人が読み取れるように書くにはまず読める字で書く。

　②しかし医師の記録でしばしば悩まされるようにこの看護記録にある略字が読みとれない。

　③この看護記録では看護問題点・看護計画・評価に分かれて記載されている。つまり前述のPOMRの方式に習ってよく記載されている。こうなると看護師に負けない記録を書くように医師は心がけよう！　と呼びかけたい。

---

6. 日本文学は世界文学たりうるか？

　「ラブレーもそうでしたが、安部公房はもともと医学を学んだ人でした。そして、もとより本質的に文学の人ですが、医学的に或いは文学を科学につき合わせて考えようとする態度をもっていました。人類がどのようにして人類となったか、どのように社会を作ったかという、発展と、この言語機能に関わる脳の一器官の発生とは結びつけることができたはず、と安部は考えていたのでした。安部は日本では最も世界的な作家でした。しかし安部さんには日本語は限定された言語だという思いがあったのではないでしょうか。しかもそれは非常に辛い思いであったのではないか？　即ち安部公房は世界言語で書きたかったのではないでしょうか？」（大江健三郎：あいまいな日本の私．岩波新書）

　著者の注：大江の言い回しは回りくどくて結論がない。しかし言わんとすることは文学もあいまいな日本語ではなくて英語・フランス語のような国際語で書かないと著者の真意は世界中に伝わり難いと言いたいと解釈している。果たしてカルテも日本語だけで科学的な文章が書けるだろうか？　科学的な思考と文章は日本語では書けないと著者は思っている。

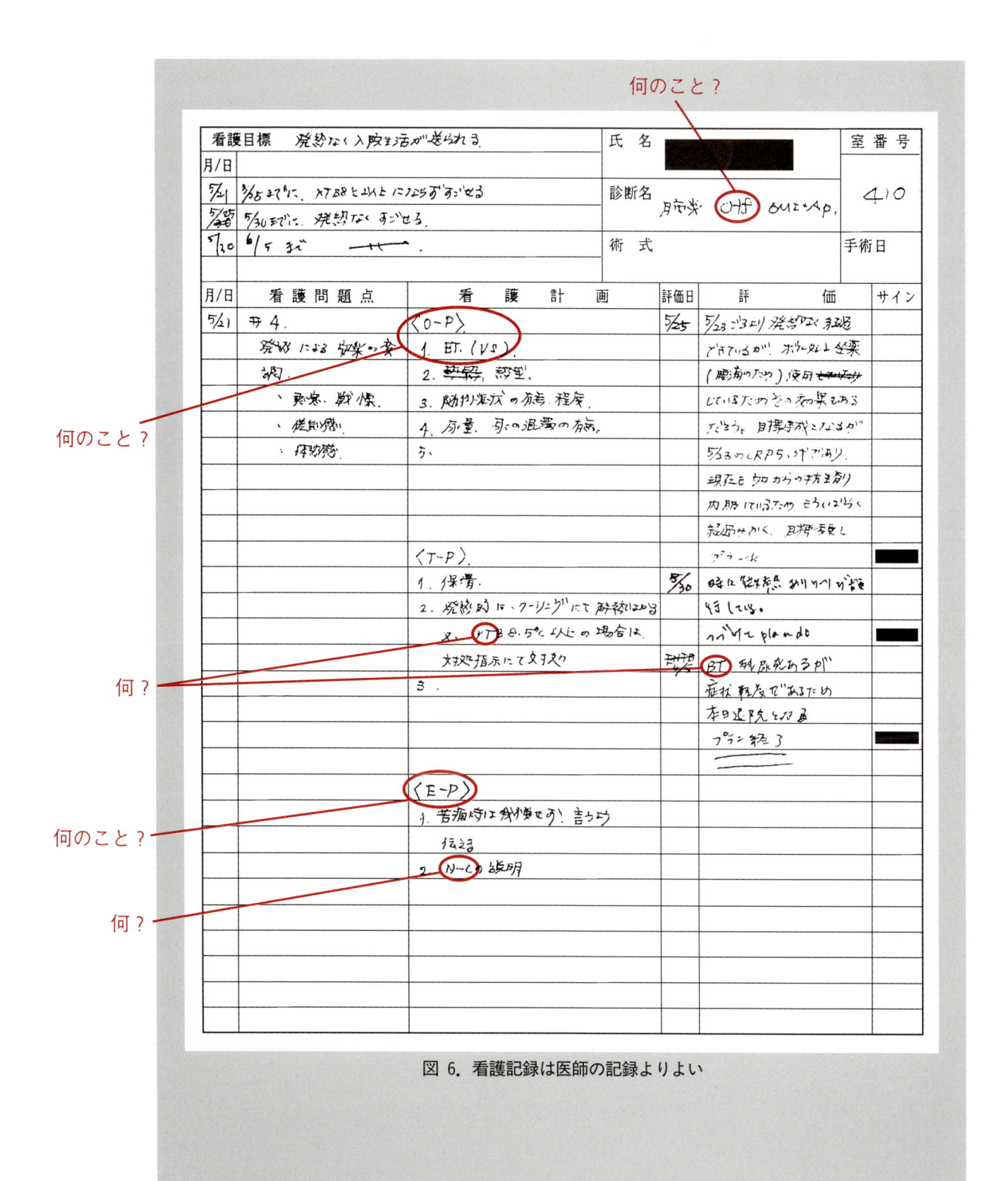

図 6. 看護記録は医師の記録よりよい

2　矛盾の解決法

1 承諾書・同意書（インフォームド・コンセント）は書面で必要だ

　診療時に患者から特別な診療行為への承諾や同意を得ておく必要がある。一般的な診療契約では不十分である。患者側から改めて承諾を得ておく必要がある事項がある。いかなる事項がこれらに該当するかは一律には決め難い。

それぞれの表現をどのように理解しているか（n＝500）

「少し様子をみる」という時の『少し』が指す期間

2～3日	1週間くらい	1カ月くらい	2～3カ月	半年～1年
33.6%	58.8%	6.6%	1.0%	0.0%

「とりあえず検査をする」という時の『とりあえず』の意味

今すぐ受けなければいけない	1カ月以内に受ければよい	チャンスがあれば受けてもよい	特に受けなくても問題ない
80.2%	16.8%	2.8%	0.2%

「安静にする」という時の『安静』の意味

横になっていなければいけない	少しくらいなら体を動かしてもよい	普通に体を動かしてもよい	散歩くらいなら外出してもよい
46.6%	41.8%	10.0%	1.6%

「血圧が高め」という時の『高め』の意味

病気になった	正常範囲を超えたので気をつける	正常範囲を超えたが心配はない	正常範囲の中
26.6%	54.8%	16.6%	2.0%

「適度な運動」という時の『適度』が指す頻度

1週間に1日	1週間に2～3日	ほぼ毎日
13.0%	61.8%	25.2%

「適度な運動」という時の『適度』が指す時間的長さ

1回30分以内	1回30分～1時間	1回1時間以上
35.0%	46.8%	18.2%

「適度な運動」という時の『適度』が指す運動の強さ

かなり汗をかく	軽く汗をかく	ほとんど汗をかかない
18.0%	86.6%	11.6%

「酒をひかえる」という時の『ひかえる』の意味

まったく飲んではいけない	週2回の休肝日が必要	1日おきに飲めばよい	ビル1本なら毎日飲んでもよい
21.0%	40.8%	37.6%	0.6%

「最近腰が痛い」という時の『最近』が指す時間

2～3日前	1週間くらい前	1カ月くらい前	2～3カ月前	半年～1年前
16.8%	52.0%	27.4%	3.8%	0.0%

図7．医師の曖昧な表現に対して患者の理解の仕方はさまざまである

各表現ともさまざまに理解されているが、中でも『酒をひかえる』（最高40.8%）、『安静にする』（同46.6%）、『適度な運動時間』（同46.8%）は最も高い値でも半数に満たない。

一般に医師が考えて口にしているようには患者は受け取らない。図7は「医師の問診は曖昧である」という調査成績である。厚生労働省の健康増進プログラムを支援する「健康日本21推進フオーラム」(理事長・高久史麿自治医科大学学長)が首都圏在住の男女500人を対象にして行って得た結果である。代表的なのは「酒をひかえて下さい！」と患者指導したときにあなたはこの表のどれを考えていますか？　私なら「酒はまったく飲んではいけない」という意味で「酒をひかえて下さい」といいます。しかしこのような曖昧な表現をえてして医師も具体的に質・量・時間を考えないで発言する場合が多い。一方では患者も自分勝手に都合よく理解してしまいがちである。この成績からわかるように医師が言った通りに患者が理解しているとは限らない。医療訴訟時に問題になる「言った・言わない」の水掛け論になるのを予め避けておくのが賢明である。言ったのと理解したのも違うのである。

こうなると重要事項についてはどうしても書面ではっきりと呈示して理解してもらうことが必要である。さらには署名・捺印をしてもらって確認し合う必要がある。

＊承諾書

たとえ保険診療外であっても診療行為上で予め承諾を得ておく必要性がある事項(例えば肝炎ウイルス検査など)には承諾を得ておく必要がある。例えば院内感染を防ぎ、他の患者や職員の健康を保つ意味で肝炎ウイルス・梅毒反応・エイズウイルスなどを検査する必要がある。このように保険外診療行為であり、しかも採血するという侵襲をする場合には患者の承諾が必要である。この場合にはあとで起きうる「言った・言わない」の混乱を避けるためにも図8のように書面で予め契約をして互いに確認しておくのが原則である。

＊同意書

手術や特別な危険性を予想できるような検査をする場合には同意書(例として図9)を交わしておくのがよい。日帰りの侵襲的検査・日帰り手術が増えてきているので外来でもこの種の同意書が必要になってきている。外来治療と入院治療の境目はますますはっきりしなくなっているので注意しなければいけない。

2　診療契約

近代的な医療をつくりあげた西欧社会の基本は契約である。この契約という概念はそもそも日本にはなかったので多くの日本人の多くは契約には忠実ではない。この契約とはキリスト教では神が救いの業を成し遂げるために人間に対して示す特別な意思を指している。イスラエルの民に対してイスラエルの民の指導者モーゼを通して神と民との間に立てられたのが旧約(旧い契約)である。これに対してイエス・キリストによって立てられたのが新約(新しい契約)である。このように宗教から発生して西欧社会・医療の基本となっている契約という概念は神聖にして冒すことができない約束である。

ところで医療は医師と患者との間の診療契約があって初めて成立する。医師は最善を尽くし患者も最大の努力をするという契約があって初めて医療行為が可能になる。こう考えると医師は当然患者に対して最善の努めを果たしていることを随時に示し契約の一方に理解を求めることが必然的に必要となってくる。してみれば診療録の開示は当然の事柄となる。

当院では、手術や、検査・処置などを受けられる患者さんについて、従来から院内感染を予防する立場で、肝炎ウイルス等の検査を行っておりました。この度エイズが社会問題としてクローズアップされるようになったため、HIV（エイズウイルス）抗体検査も加えることになりました。これは、院内感染を予防し、より安全に安心して検査・治療を受けていただくための施策ですので、その目的をご理解の上、ご協力の程お願い申し上げます。
　尚、患者さんのプライバシーにつきましては厳守いたします。

承　　諾　　書

　院内感染を予防するため、肝炎ウイルス（B型肝炎、C型肝炎）、梅毒反応、エイズウイルスの検査を受けることを承諾いたします。

医療法人 立川メディカルセンター
　悠遊健康村病院院長殿

平成　年　月　日
　住　　所：
　氏　　名：　　　　　　　　　　　　　　印
　代理人氏名：　　　　　　　　　　　　　印

悠-42 (1)

図 8. 承諾書について

II／診療契約を履行する

悠遊健康村病院　院長　殿

手 術・検 査 同 意 書

　この同意書は、立川メディカルセンターのかかげる"患者の権利"に基づき、下記の診療行為が、担当医による十分な説明がなされた上で、患者御本人および保護者の方またはその代理人の同意のもとに行われることを証明するものです。

患者　_____　様　生年月日　_____年___月___日
に対して行う下記の手術、検査または処置について、その目的と内容、予想される成果及び合併するかもしれない不利益について説明いたしました。

　　　　　　　　　　　　　　　　　　　　　　　　　_____年___月___日

　　　　　　　　　　　　　担当医　_____　印

＊　詳細は別紙記入　　　　連名医　_____　印

上記診療内容についての十分な説明を受け、同意の上にこれを受けます。

　　　　　　　　　　　　　　　　　　　　　　　　　_____年___月___日

　　　　　　　　　　　　　住所　_____

　　　　　　　　　　　　　本人　_____　印

　　　　　　　　　　　　　住所　_____

　　　　　　　　　　　　　保護者またはその代理人　_____　印

図 9. 手術・検査の同意書の例

[27]

3 問題志向型診療記録を書く

　日本医師会では医師会員に対して問題志向型診療を基にしてPOMR（問題志向型診療記録）の普及を推進している。ところで診療録の記載内容や記載方式についてはこれまで医師の裁量に任されてきた。つまり法的な規制はないのである。医師法施行規制で義務づけられているのは僅かに、①診療年・月・日、②患者氏名、③病名、④治療、についてである。これが療養担当規則第22条に定められている様式第1号（一）、（一）の2、（一）の3となっている。したがって白紙の診療録上に各自がてんでに工夫して書いたらよいのである。どうしてもPOMRの利点を認め難いならばこのシステムを採用しなくともよいのでる。

　POMRは優れた記載方式である。まず診療録の記載で今日求められている条件は、①患者中心で書く、②患者を総合的に診る、③客観的・科学的・効率的に書く、④診療上の見落しをなくする、⑤チーム医療・病診や病病連携をとりやすくする、⑤診療を効率化する、⑥診療録の開示請求に耐える、⑦医療リスクを避けて訴訟に巻き込まれないこと、などである。これらの条件を満たす記載方式は今のところWeedの提案したPOMRしかないと思う。ほかによい知恵を誰かがもっていれば別である。

1 POMRの書き方の要点について

＊医療問題という意識をもつ

　問題志向への考え方とは医療上の問題を捉えることから始まる。問題とは患者が解決してほしいと希望している・医師として解決すべき事柄である。したがって問題は疑問・悩み・困惑・課題・論点・障害などとさまざまな形で現われてくる。そこでまずこれらの問題を一旦はバラバラにして1つずつ解決法を考えていく過程を診療録に記載する。すると問題とその解決への道の整理がついてくる。

＊情報、基礎データを集める

　病歴（症状・現病歴・既往歴・家族歴）、個人歴・社会歴・1日の生活リズム、系統的review、身体所見、検査所見などを集める。これらの集め方については著者の別著を参照されたい。

＊問題一覧表（Problem list）をつくる（表1）

ⅰ）患者のもっている医療問題に優先順位をつけて番号順に列挙する。

ⅱ）今直ちに解決されるべき問題（active problem）と既に解決済みだが過去に重大な意味をもっていて今後も注目していかねばならない問題（inactive or resolved problem）とに分けて記載する。

＊初期計画（initial plan）を問題一覧表の問題ごとに立てる

各問題の解決のための当座の計画をそれぞれに立てる。

ⅰ）診断的計画（diagnostic plan）：診断のための計画

ⅱ）治療的計画（therapeutic plan）：治療のための計画

ⅲ）教育計画（educational plan）：患者・家族への病状説明・療養指導の計画

表 1. 問題志向型システムはなぜ日本で根づかないか？

思想	・日本文化・仏教的（？） 　　思いやりの心 ・自分中心・布施の心 　　お先に失礼 ・生善説	・西欧文化・キリスト教的 　　相手がわかる心 ・相手中心の奉仕の心 　　after you ・性悪説
思考過程	・統合的・曖昧 　　あれも・これも ・生々流転	・分析的・正確 　　あれはあれ・これはこれ ・決定論的変動
行動様式	・ただ前に進む 　　①→①	・問題志向型 　　優先順位　　組み合わせ 　　①――――――④ 　　②―――― 　　③――――
医療記録	・診療録 　（医者が診療する記録） 　自分の問題は何か？ 　自分の問題をどうするか？ ・私の目標は何か？ 　　いかに収入を得るか？ 　　私はどうやって目標を達成するか？ 　　私は目標を達成できたか？ ・退院要求・退所要求	・Client Health Record 　（お客の健康記録） 　お客の問題は何か？ 　お客の問題解決に自分たちは各々が何ができるか？ ・お客の問題は何か？ 　　問題解決にいかに奉仕できるか？ 　　お客の問題解決にはどうしたよい 　　お客の問題は解決されたか？ ・なぜ退院要求がないのか？

*経過記録（progress notes）を書く

　各問題ごとに初期計画に従って医療を進める。その過程での経過を次の要領で記載していく。：決めた問題の問題別・番号順に経過を書いていく。

　ⅰ）主観的データ（自覚症状などである；Subjective data、Sと略す）を書く。

　ⅱ）他覚的データ（身体所見・検査成績などである；Objective data、Oと略す）を書く。

　ⅲ）評価（Assessment、Aと略す）を書く。主観的ならびに客観的データを基にして問題ごとに診断・評価していく。そこでまず仮説（初診時の診断）を立てる。病因は一元論であるという立場から複数の提起された問題が1つの問題に収斂できるように判断・評価していく。

　ⅳ）計画（Plan、Pと略す）を書く。初診時診断を立証するため・あるいは否定するための計画を立てる。

　以上のAからDまでの手順を各々の頭文字をとってSOAPという。

　この医療行為を続けてゆくうちに最初の問題は次第に少数の問題、できれば1つ、に収斂してくるように努める。その過程を記載する。

*退院時抄録（Discharge summary）を書く

　退院にあたっては退院時抄録を書く。

4 問題志向型診療記録はなぜ日本に根づかないか？

　この記録方式が日本に導入されてから既にかなりの時間が経過している。この新しい記録方式についてもさまざまな優れた解説書が既に出版されている。これらを読めばこれまでの物語風の記載に比べて問題志向型診療記録（POMR）の良さを誰もが容易に理解できる。ここで断っておきたいことは何もPOMRが診療録の記載方式として一番優れているといっているのではない。POMR発祥の米国でもこの方式に倣っている医師はいまだに一部である。New England J Medに長年にわたり掲載されているハーバード大学のCPCの記録はPOMRではないが診療録の記載は実にうまくなされている。文句のつけようはない。

　POMRが良いとされているのは前述の問題解決への診療録の書き方の1つの方法であり、しかも電子カルテの時代にはこの記載方式が優れているからである。

　現在の日本のPOMRを採用している診療録を見せてもらうといわばPOMRくずれになってしまっている診療録が多い。POMRを導入した先駆者たちは創始者のWeed博士の意向に沿う形での普及にはいまだにみんな苦労しておられる。

　日本で"新しい診療録"としての本法がいまだに根づかない理由を考えてみた。それらを**表1**にまとめてみた。まず一口にして言えば"旧い診療録"さえ根づかなかった日本における医療の、他の医療先進国に例をみない特殊性・後進性にあると思う。近代医療のほとんどはイエス・キリストの御名のもとでできあがってきたことをわれわれは決して忘れてはいけないと思う。まずわれわれは先進医療技術だけを切り取って輸入し模倣してきた。しかし肝心の医療技術を生んだ医療思想・思考過程・行動様式などは日本の国境を越えた途端に曖昧に日本化して異質のものにしてしまっている。医療思想が変質したから"旧い診療録"での記録の方式もまた変質してしまっている。

　日本はかつて仏教を中国から輸入しながら真の仏教が何たるかもわからずに教義を適当に曲げて日本化し、まったく異なった宗教にしてしまっている歴史がある。これと同じくわれわれは外来の医療思想や医療を日本化・特殊化してしまっている。これは診療録を単に"新しい診療録"POMRにして作文方式を変えただけでは解決されない問題であると考える。POMRとは単なる作文法ではないか？という医師側の疑問こそが、POMRの方式がWeedの説いているようには日本で普及しない理由ではないかと考えている。このままでは再び"仏造って魂入れず"になりかねないことを危惧する。真によい診療録とは真に良い医療があってこそ始めて書けるものである。

5 実例の不適当な記載から学ぶ

　診療録には書いてはいけない事項・書く必要のない事項がある。次に筆者の経験した文言を挙げる。
1．患者はうるさく訴える。
2．頑固でアドバイスを聴かない。

3．医師や医院に偏見をもっている。
4．患者や家族への医師の個人的な感情は書かない。診療録は医療の公文書である。だから患者の言動が医学的に診ていかなるものか？　を記載すべきである。
5．患者の弟は私の同級生だ。
6．患者の住居は私の隣組みである（患者についての不要な個人情報は書かない。あくまでも医療行為を行うに必要な事項に留める）。
7．紹介してくれた医師の診断は間違っていた。
8．前医の撮った胸部レ線像には既に肺癌がみられた。
9．手遅れの状態で診せられたのではたまらない同業者に対する不当かもしれない安易な評価の記載は厳に慎むべきである。これは昔から医師間で不文律化された礼儀である。しかし昨今の医師の社会的道徳・礼儀の低下ぶりを見聞きするにつけてももはや医師の性善説は成立しないと考えざるを得ないので敢えて書いた。しかしこのことは同業者を一方的に庇えということでは決してない。医療上では常に妥当な是是非非の態度であるべきであると考えているからである。今後も医師の社会的地位を維持していくためには悪貨で良貨が駆逐されてはならないからである。医師会にしてももともとギルド的な同業者組合としてわが国でも発生したに違いない。しかしいまだに欧米のそれとは違っているように思う。筆者の個人的経験からはあの日本では考えられないほどの巨額になる外来治療費を私が医師とわかれば私ならびに私の家族には治療費を一切請求されなかったのである。しかし日本では必ず請求される。真のギルドはいかにあるべきか？　を考えてゆく必要があるだけに同業者への無定見な批評は診療録に記載するべきではない。
10．看護師に言ったはずなのに愚かにも実行されていない。
11．うちの看護師はよく働いてくれる（チームを組んでいる他の医療従事者についての個人的感情・中傷は書くべきではない。書いたところで何の役にも立たない）。
12．教科書的には胃癌ならもう腹痛が出ても可笑しくない。しかし出ないのは不思議だ。
13．ついうっかり手術中に切ってしまった。
14．昨日この可能性も考えておくべきであった（医療に不要な記載は一切さける。診療録は個人の手記・サブノートではない。医学では100%とか0%という確率は常にないことが前提になっているのである。予測できない可能性をすべて列挙して診療録に記載することは医学では不要である。またさらに自分に不利な情報を独断的に敢えて書いて何の利点があるだろうか？　⑫のような記載は書くまでもない事柄であろう）。
15．病名は心筋梗塞くさい。心電図を診ると心筋梗塞っぽい。
16．しばらく様子をみよう。
17．帰宅したら適当にリハビリしてもらうことにした（誤解のないように正確な記載をする。書いている本人が自信がなくて何を書いていいかわからないような表現・事項は書かない。医学用語は規格化された・統一化された用語を使ってほしい。たとえ「日本語は曖昧な言語、大江健三郎」としても科学の分野では曖昧な表現は許されない）。

参考文献

1. 最高裁判所事務総局(編)：医療過誤関係民事訴訟事件執務資料．法曹会，東京，1989．
2. 米田梁那：医事紛争と医療裁判．成文堂，東京，1986．
3. 大隈雅英：都立病院におけるカルテ開示．Jamic Journal 10：14，2000．
4. 日本看護協会：看護記録の開示に関するガイドライン．2000．
5. 倉島浩二，高橋慎也：医事関係訴訟事件の概況；裁判統計を中心として．民事法情報 No.180，2001.9.10．
6. 羽白 清：何をどう書くか？．診療録の書き方，田村康二(編著)，金原出版，東京，2001．
7. 日本医師会：外来診療録；書き方の手引き．2001．
8. 林 茂：POMRをいかに書くか．日本医師会雑誌 107：1125-1128，1992．
9. 田村康二(編著)：ハムレットの治療学；正しい情報と治療の選び方．永井書店，大阪，2001．
10. 田村康二(著)：医学的面接のしかた．医師薬出版，東京，2000．
11. 田村康二(著)：診察のしかた．第2版，金原出版，東京，1999．
12. 田村康二(編著)：時間診療学．永井書店，大阪，2001．
13. 田村康二(編著)：治療のしかた．医歯薬出版，東京，1999．
14. 米国医師会(編)，田村康二(訳)：代替療法の医学的証拠．泉書房，2000．
15. 田村康二(著)：健康安心ノート．泉書房，2002．
16. 田村康二：ここが気になる医者の言葉．青春出版社，2000．
17. 森岡恭彦：インフォームド・コンセントの歴史的背景と課題．保健の科学 40：92-96，1998．

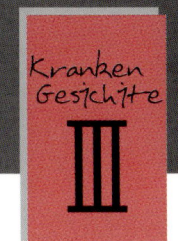

医療保険の契約を履行する

　保険診療は約束に従った契約診療である。国民皆保険の時代では臨床医療とは保険診療的医療を意味している。健康保険を取り扱う診療機関は保険医療機関として申請し指定を受けなければならない。またそこで働く医師は保険医として都道府県知事に登録しなくてはならない。したがってこの医療機関ならびに医師は保険医療機関および保険医についての規則を守ることで医療保険の契約が成立してくる。

　ここでいう契約とは各種法令と厚生労働大臣あるいは厚生労働省が決めた事項である。後者のうちで注意すべき事項は、①治療指針、②医薬品の使用基準、③医薬品再評価、の結果である。定められた事項内の医療行為についてはその根拠が診療録に記載されていなくてはならない。さもなければ架空請求とみなされる。さらにはこれらの定めから外れた医療行為については一切費用は支払われない。もしもこの契約が不服ならば医師は契約しなければよいだけのことである。

　診療録上には保険請求が誠実に実行されている証拠・記載が不可欠である。したがってもしこれに違反すれば虚偽の保険医療費を請求しているとみなされる。

1　実例の原則との矛盾

症例・図1　傷病名の記載

　①初診時診断名・傷病名を必ず記入しておく必要がある。診療の開始日および終了日、転帰を記入する。疑い診断は初診時には止むを得ない。しかし確定診断をなるべく早く決めて疑い診断は消去する。この例のように消去にあたっては横棒二本で消しておく。決して白絵の具で消し去ってはいけない。この用紙は医師1人で決まった外来で診察する診療所形式ならよいが複数の医師が診察する仕組みなら不十分である。

　②診療録が複数の診療科や医師が同一の患者を診る場合には1患者1診療録の方式がよい。この方式を摂れば診断をつけた・あるいは消去した医師の名前を記入する必要がある。図1の用紙は図2に示すように診療科と医師氏名が記入できるようにつくっておく必要がある。

　③治癒した傷病名については図1のように横二本線で消去しておく。消去した医師氏名は責任上明記する。なお転帰も必ず記入しておく。

　④前医のつけた診断・処方などはしかるべき医学的根拠なしにむやみに変更してはならない。この

	受診者			保険種別		
		氏名	男 女		社本	老人㊢
		生年月日	明大昭平 年 月 日 才		社家	県老
		住所			国保	県障
		電話	（ ） 局 番		生保	退本
					労災	退扶
					一般	

御紹介

先生返信□

傷病名	業務	開始	終了	転歴	診療実日数	期間満了予定日
~~心筋梗塞の疑い~~	上 外	~~14年5月14日~~	~~14年5月16日~~		日	年 月 日
高血圧	上 外	〃年5月14日	年 月 日		日	年 月 日
糖尿病	上 外	〃年5月14日	年 月 日		日	年 月 日
痛風	上 外	〃年5月14日	年 月 日		日	年 月 日
感冒	上 外	〃年5月16日	年 月 日		日	年 月 日
狭心症	上 外	14年5月16日	年 月 日		日	年 月 日
	上 外	年 月 日	年 月 日		日	年 月 日
	上 外	年 月 日	年 月 日		日	年 月 日
	上 外	年 月 日	年 月 日		日	年 月 日
	上 外	年 月 日	年 月 日		日	年 月 日
	上 外	年 月 日	年 月 日		日	年 月 日
	上 外	年 月 日	年 月 日		日	年 月 日
	上 外	年 月 日	年 月 日		日	年 月 日
	上 外	年 月 日	年 月 日		日	年 月 日
	上 外	年 月 日	年 月 日		日	年 月 日

傷病名	労務不能に関する意見 意見書に記入した労務不能期間	労務不能に関する意見 意見書交付	入院期間
	自 月 日 至 月 日 日間	年 月 日	自 月 日 至 月 日 日間

業務災害又は通勤災害の疑いがある場合は、その旨	
備考	

医療法人　立川メディカルセンター
悠遊健康村病院

図 1. 外来診療録について

Ⅲ／医療保険の契約を履行する

山梨医科大学医学部附属病院

傷 病 名	職務	開 始 日	終 了 日	転 帰	診療科	医 師	期間満了予定日
肺癌の疑い	上外	2000年10月5日	年 月 日	治癒 中止 死亡	2れ		年 月 日
	上外	年 月 日	年 月 日	治癒 中止 死亡			年 月 日
	上外	年 月 日	年 月 日	治癒 中止 死亡			年 月 日
	上外	年 月 日	年 月 日	治癒 中止 死亡			年 月 日
	上外	年 月 日	年 月 日	治癒 中止 死亡			年 月 日
	上外	年 月 日	年 月 日	治癒 中止 死亡			年 月 日
	上外	年 月 日	年 月 日	治癒 中止 死亡			年 月 日
	上外	年 月 日	年 月 日	治癒 中止 死亡			年 月 日
	上外	年 月 日	年 月 日	治癒 中止 死亡			年 月 日
	上外	年 月 日	年 月 日	治癒 中止 死亡			年 月 日
	上外	年 月 日	年 月 日	治癒 中止 死亡			年 月 日
	上外	年 月 日	年 月 日	治癒 中止 死亡			年 月 日
	上外	年 月 日	年 月 日	治癒 中止 死亡			年 月 日
	上外	年 月 日	年 月 日	治癒 中止 死亡			年 月 日
	上外	年 月 日	年 月 日	治癒 中止 死亡			年 月 日
	上外	年 月 日	年 月 日	治癒 中止 死亡			年 月 日
	上外	年 月 日	年 月 日	治癒 中止 死亡			年 月 日

傷 病 名	労務不能に関する意見書 記載労務不能期間 / 交付日	入 院 期 間	診療科	医 師
	自 月 日 至 月 日 日間 / 年 月 日	自 月 日 至 月 日 日間		
	自 月 日 至 月 日 日間 / 年 月 日	自 月 日 至 月 日 日間		
	自 月 日 至 月 日 日間 / 年 月 日	自 月 日 至 月 日 日間		

業務災害又は通勤災害の疑いのある場合はその旨	
備考	

図 2. 傷病名記録用紙（医科）

ような長年医者仲間で慣習化してきた礼儀は十分に尊重されなければならない。昨今の医師の間の倫理観の低下は目や耳を覆いたくなる。病院の看護師長が「……先生と呼びたくない。……さんと言いたい！」と嘆く対象の医師は少なくないからだ。

④保険病名をつけている。この例では実はアスピリンを狭心症に用いていた。この当時はアスピリンを抗血小板剤としては医療保険上認めらていなかったので感冒という保険病名を意図して付けてしまっている。

以前に筆者が勤務していた大学で社会保険医療担当者の共同指導を受けたことがある。この時に指摘された事項の1つは「傷病名が極端に多過ぎる」点であった。例えば傷病名が20から30も列挙されていたのである。このように多くなってしまった理由は医療保険の請求時に既に行った検査や処置の帳尻をあとから合わせるためにいわゆる「保険病名」を付けていたからである。

症例・図3　療養指導料の模範例

①慢性疾患指導管理のためのハンコは実にうまく工夫されていると感心されられる。このような場合には多くの例では例えば指導というハンコを押して済ませている場合が多いからである。指導した以上は必ず指導した内容について記されていることが必要である。医療裁判でもしばしば言った言わないの水掛け論が起きている。自分をまさかのときに守ることからも指導内容については記載する必要がある。その点この診療録にある工夫は大いに学ぶべしと思う。

②次いでに欲張っていえばこの医師の外来管理料・特定疾患療養指導料・特定疾患処方管理料に工夫されているであろうハンコをみせて頂きたいものだ。残念ながら提供していただけなかったのでおみせできない。しかし療養指導料と同じく工夫が必要である。

#:問題　S:自覚症状　O:他覚症状　A:考按　P:計画　G:指導

月日	原因・主要症状・経過等	処方・手術・処置等
13. 9. 3	アイトロールは headache つよくやめた. o.k. bp 148/82 慢性疾患指導管理（9月3日） P：治療計画・方針 pulse regular G：持参するもの―尿．便．痰．経過観察表 指導内容 食事　水分　蛋白質　Cal 糖質　動脂質 野菜　果物　塩分 小魚　貝　海草　香辛料 たばこ　酒　やめること． 便通 睡眠 出勤　登校　運動　仕事 階段　坂道　旅行 安静 その他 次回　絶食 bw 81.5 kg	13. 9. 3　再診　外来管理料 特定疾患療養指導料 特定疾患処方管理加算 バイアスピリン 1P ①ヘルベッサーR 1p 7 14 ST dep II. III. aVF sinus rhythm. no change

診療の点数等

種別／月日	初・再診と加算	指導料	往診	投薬料 処方調剤	投薬料 薬剤×単位	注射料 皮下筋肉	注射料 静脈	注射料 その他	処置手術	検査	処方箋その他	合計 点数	合計 負担金徴収額	食事療養算定額	標準負担額	月間の実日数と合計
／				／												
／				／												
／				／												
／				／												
／				／												
／				／												
／				／												
／				／												
／				／												

図 3．療養指導料の模範例

2 矛盾の解決法

1 保険診療を知る

　通称保険病名は存在しない。診療の結果からつじつま合わせに実際の診療行為に従わずに病名を付けてはいけない。保険診療行為はあくまでも保険契約の中で行われるべき行為である。契約内容は理屈ではない。そのためには目まぐるしく変わる医療保険を熟知していなくてはいけない。予防医療の方向への医療制度の大きな改革が検討されている現在の動きからすると近い将来にはさらに変革されていくであろう。

2 医療法は性善説で成立できるのか？

　医療法第25条第1項には「都道府県知事、保健所を設置する市の市長または特別区の区長は、必要があると認めるときは、病院、診療所若しくは助産所の開設者若しくは管理者に対し、必要な報告を命じ、又は当該職員に、病院、診療所若しくは助産所に立ち入りその有する人員若しくは清潔保持の状況、構造設備若しくは診療録、帳簿書類その他の物件を検査できる」と規定している。この条文で実行されているのが医療監視であり医療指導である。本年3月からは従来の「医療監視要綱」を廃止して「立ち入り検査要綱」を定めた。これは検査を受ける側の診療機関にとってはかなり負担が減るとも期待されていると報じられている（日医ニュース　平成3年8月20日）。

　ここで問われるべきことは医師はもともと善なるヒトが医師になっているのであって悪をするはずがないという考え方である。わが国の法律は明治以来性善説が法の基本になっている。

　しかし昨今の開示されてきた各方面での不祥事をみると欧米のように性悪説を基本にするべきではないか？　という議論が起きているのは当然であろう。もともと性善説なら、ヒトは生まれながらにして善なら、宗教はいらないことになる。社会の基本が全体主義ではなくて倫理に基づく民主主義なら性善説は成り立つまい。筆者の40年にわたる教育・診療の経験からは医師の性善説はもともと破綻していると考えている。医療法もいずれ性善説での立ち入り検査・指導から捜査・処罰へと向かうであろう。何故ならば医療保険における契約というユダヤ・キリスト的考えと性悪説とは表裏一体をなしているからである。もはや「医の倫理」で例えば医療保険の纏わる現実の諸問題を到底できないであろう。診療録開示問題にしても性善説が成立し得ないことを示している。医師にとっては哀しい現実である。

3 医療はビジネスではない

　現行の医療保険は「医療はビジネスだ」としてできている。近代的医学・医療をつくりあげてきた西欧ではみえざる力、神、がすべてを律している。いや律している社会だからこそ医療をつくりあげられてきたのである。そのことをわれわれは直視しなければならない。この社会では神と悪のいずれか

に近いかによって職業の位置ができている。西欧ではギリシャの昔から医師は神に近い職業である。それはビジネス、つまり患者から金儲けをする職業、ではなくて医師が飯の種としている患者をなくすことが社会的使命とされてきたからである。患者サービスとは昨日まで患者といっていたことを患者様と言い直すことではない。患者をなくす、医療予防に力を尽くす、ことであろう。医療保険制度は抜本的に変革されねばならない。

4 「医学的証拠に基づく医療」(Evidence based medicine；EBM)をする

　厚生労働大臣が定めていない医療行為はたとえ医学会で常識になっていようと医療保険上は認められない。ここに学術的医療と医療保険的医療の差が生じている。ところで学術的医療とは何であろうか？　確たる医学的・科学的証拠に基づいた医療をいうと定義できよう。しかしながらこれまでの学術的医療は必ずしもEBMと同じではなかった。

　EBMとは科学的に適切な技術を用いた適切な医療をいう。今や世界的に医療を経費対効果の面からも検討していかねばならない状態にある。わが国でも医療資源が頭打ちになってきたので医療経済を直視しなければ医療行為ができなくなってきた。しかし臨床医は誰でもどこでも科学的証拠に基づいた良心的な医療をしたい・すべきだという思いがある。だからたとえ医療保険上で制約が強まったとしても医師の良心はEBMを貫くことにあると考えている。

　欧米では医師側が保険者側からの医療に対する経済的な締めつけに対してEBMでいわば理論武装して対抗しているのが現状である。わが国の医師も医療保険の審査に対してはEBMの成績[例 日本クリニカル・エヴィデンス編集委員会(監修)：クリニカル・エヴィデンス．日経BP社．内容は6カ月ごとに更新される—などを座右におき常時参照されることを奨める]で反論し真の国民のための医療が行われるように活動すべきである。それにはEBMに対してもっと真剣に医学的な関心をもつべきである。

参考文献

1. 国保旭中央病院：医師の為の保険診療常識集(第13版)．全日病雑誌第39：475-532，2002．
2. 田村康二(編著)：ハムレットの治療学；正しい情報と治療の選び方．永井書店，大阪，2001．
3. 田村康二(編著)：治療のしかた．医歯薬出版，東京，1999．
4. 厚生省健康政策局研究開発振興課医療技術情報推進室(監修)：わかりやすいEBM講座．厚生科学研究所，2000．
5. Sackett DL, Richardson WS, Rosenberg W, et al：Evidence-based Medicine. Churchill Livingstone, 1997.

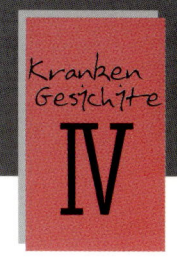

IV 外来診療録は入院診療録の簡易版ではない

　診療を外来と入院に分けるのは任意である。わが国では外来は診療所、入院は病院というように住み分ける考えが医学的根拠もなくなされている。この暫定的方式は医療の実態に沿っていない。しかし大病院も外来部門と入院部門とを分離して分けて機能しようとしている。したがって外来の医師も本来求められている外来スキルを十分に身につけていかねばなるまい。内科での検査診断、もちろん外科でも日帰り手術が盛んに行われるようになっているからである。医療保険の側からも医療費削減の点から既に変化し始めている。
　したがって診療録も外来診療録は入院診療録の簡易版ではなくなっている。

---

7. 外国語の自習法

　「その方法は簡単なもので、まず次のようなことをするのだ。大きな声でたくさん音読すること、ちょっとした翻訳をすること、毎日1回は授業を受けること、興味ある対象について常に作文を書くこと、そしてそれを先生の指導で訂正すること、前の日に直した文章を暗記して、次回の授業で暗誦することである。ロシア語を学んだときは「テレコマスの冒険」のロシア語訳を暗記することで、実用練習をしないでも済んだ。音読がしやすいように私は貧しいユダヤ人を1人、週4フランで雇い、ロシア語は一言もわからないその男に毎晩2時間私のところへこさせてロシア語の朗読をきいてもらった」。（シューリーマン著・関楠生訳：古代への情熱．新潮文庫）

　著者の注：トロイの遺跡を発見したドイツの商人Hシューリーマンは貧しくて学校へ行けなかった。しかし子どものときに読んだ「ホメロス」に涙し伝説の都「トロイ」をみつけようと決心した。そのためにロシア語・ギリシャ語・トルコ語・英語を独学で習得した。その学び方に私は子どものときに感激してシューリーマン方式で語学の勉強をした。先年私はトルコに残るトロイの遺跡を訪れてこの学習の感慨に耽った。

1 実例の原則との矛盾

症例・図1　簡略すぎる外来診療録

①外来初診時の記載が図1-上である。このような外来診療録の用紙自体があまりにも簡略されている。白紙に身体所見を漏れなく短時間のうちに記入することは誰もができない。これを可能にするにはどうしても診療録用紙の工夫が必要である。

②再診時の記載が図1-下にある。この記載が読めるだろうか？　S/O（?）、Hp（?）、ENTとは？　英語の日本語を交えて書いているが英語でENTとはear、nose、throatと普通は理解する。ここのところで何で耳鼻科なのか？　stoolのあとの英単語らしい判じ文字はしばらく考えた末にtarryらしく読めた。しかし−の意味はなんだろうか？　tarryではなかったという意味か？　tarryか否かを調べなかったということか？　がわからない。プラス・マイナスは便利な記号だがそれらの定義を別に書かなくては思わぬ誤解を招く。黒色便は認められなかった・no tarry stoolと書けば誤解させないであろう。Gasの下の単語は私には読めない。処方の5 TDとは何の事（?）TD＝Tages Mengeというドイツ語か？　英語もドイツ語も堪能なことを示したいのか？　一般的にいって第一に何故処方だけは旧ドイツ式を正しいとして見習っているんだろうか？　今のドイツの医師だってこのような処方は誰も書いてはいない（田村康二：愚かな処方「1日量・3分服・食後」．朝日メディカル・ジャーナル，2000．田村康二（編）：診療録の書き方．第8章　処方ならびに処方箋をどう書くか？，金原出版，東京，2001）。日本の診療録・処方の摩訶不思議な点の1つである。

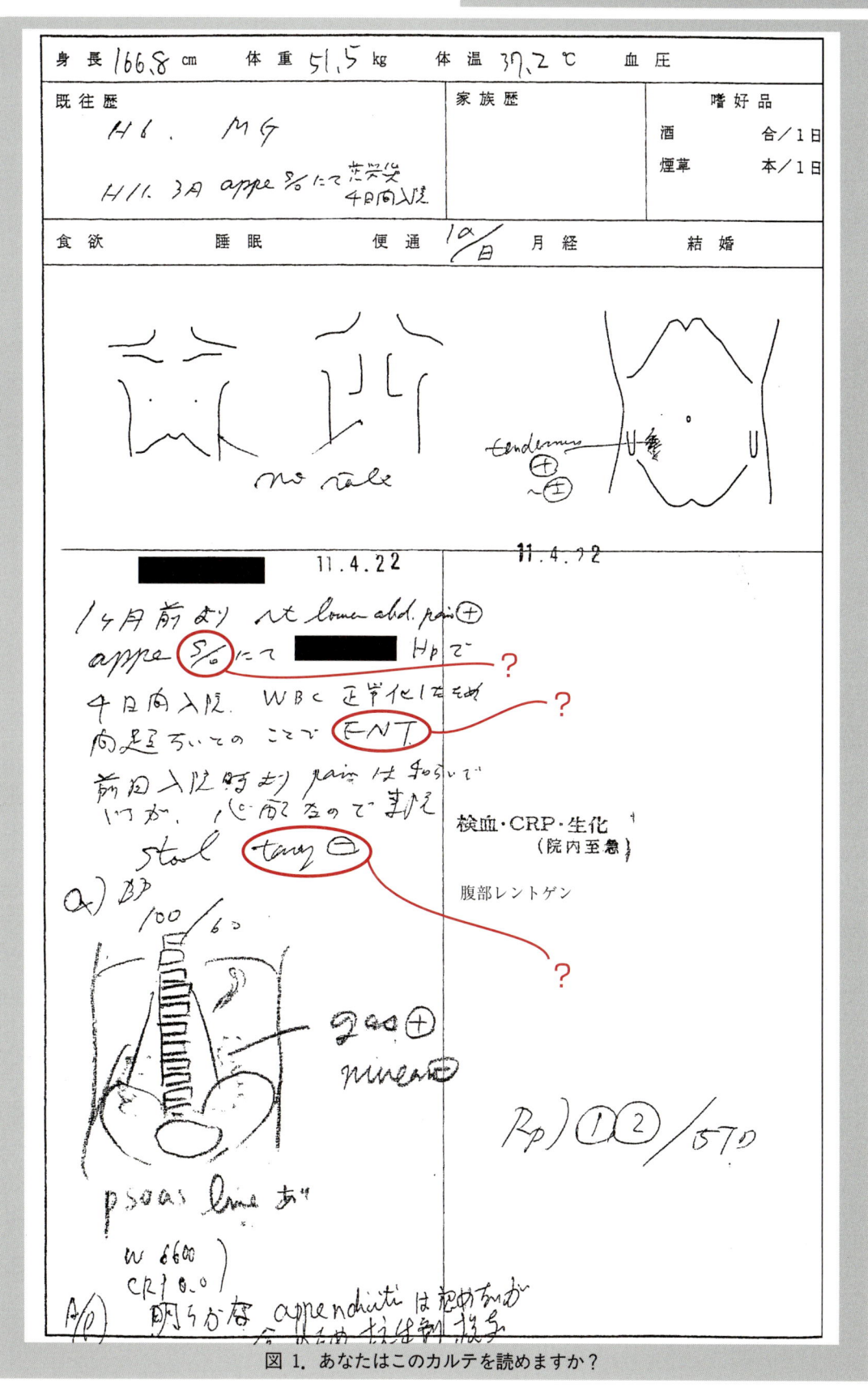

図 1. あなたはこのカルテを読めますか？

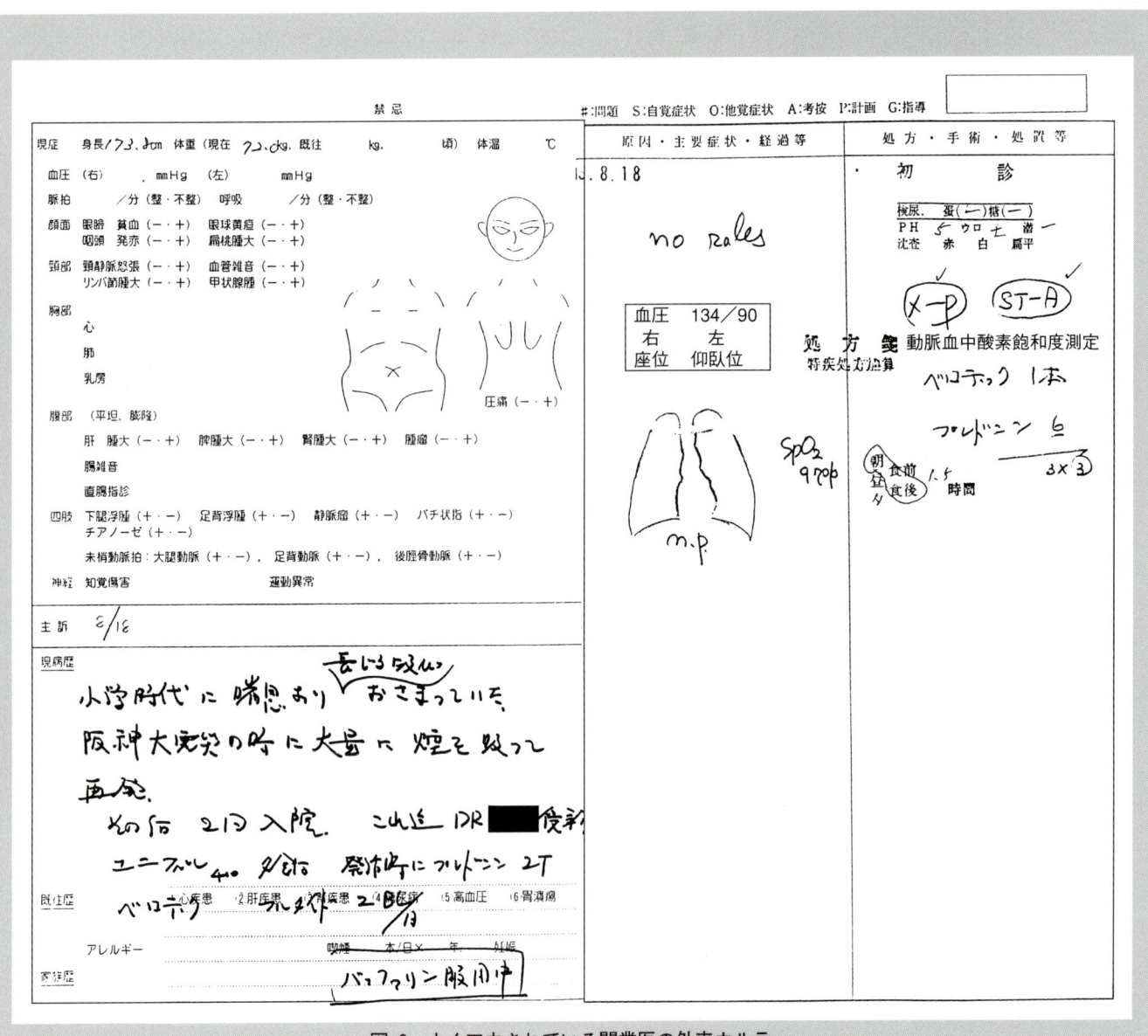

図2. よく工夫されている開業医の外来カルテ

症例・図2　よく工夫されている開業医の外来診療録

①工夫されている診療録である。是非ともお手本にしたい様式である。盛業なのも了解できる。日頃忙しい医師ほど工夫をこらされていると思うからである。

②記載も十分である。ヒトの書いた診療録のアラをみつけて穿り出すのは容易であり・凡人の何よりの楽しみである。しかしこの本を企画するに際してはどうしても玉石混交の診療録を掲載せざるを得なかった。このような記載を多忙な外来ではたして誰が・何人の医師ができるであろうか？　少なくともこの記載の良さに筆者は脱帽する。

2 矛盾の解決法

1 診療録の用紙の整備

　診療録の用紙の整備は医療事故においては自動車事故に例えるならば車に相当する。医師が自家用自動車を使用するにあたっては車両の安全性が大きな要因とするに違いない。

　自動車事故とその対策についてはさまざまな検討がなされている(表1)。この自動車事故と医療事故とを対比して事故予防を考えてみる。事故の前・時・後に分けて各事故要因との関係をまとめてある。運転手は医師である。車に相当する1つは診療録である。車には仕様が決まっており運転手順も定められている。この手順に従って運転すれば車は快適に走ってくれる。

　日常多忙で短時間に診療をしてゆかねばならぬ状態では診療録、車、整備・点検は常に欠かせない。しかし何故か車ほどには医師は診療録の用紙の整備には熱心ではない。図2の用紙などは参考となるに違いない。この用紙でも既に意図しておられるように POMR に対応した用紙が望ましい。問題リストを第II章図5-下（20頁）のように別用紙に問題リストを用意すると整理しやすくなる。

　因みに自動車のシートベルト・エアーバッグ・安全警告などは診療録のリスク・マネージメントに相当する。既往のアレルギー反応・薬剤アレルギー・薬剤禁忌・併用薬などを必ず記入する項目も必要である。

　表1でいえば自動車事故の環境に相当する医療事故での問題は診診・病診・病病の連携であろう。自分で安全な車で安全運転していても事故に出会う原因は道路状況があげられる。自分で患者をきちんと診ているつもりでも自分の能力を超えた診療活動を続けていると思わぬ事故に出くわしてしまう。診療録には他医・医療機関との連帯が即座に可能なような診療録とそれへの記載が不可欠である。これが準備されていないとつい患者を転送する時期に遅れてしまう原因をつくりかねないからである。

表 1. 自動車事故と医療事故を比べての時相と因子についての検討

時相	運転手	車	環境	社会・経済的環境
事故以前	飲酒 医学的障害 未熟 スピード	ブレーキ タイヤ	道路 照明 交通信号 道路状況	経済状態
事故時	シート・ベルトの使用 体格	シートベルト 車体の構造 車内の構造 車の大きさ	車道の構造 車のガード	交通規則
事故後	人身 年齢 回復力	火災予防 燃料	緊急修理所 緊急医療機関	緊急機関の能力 リハビリテーション

(Chorba TL : Assessing technologies for preventing injuries in motor vehicle crashes International J. Technology Assessment in Health Care 7 : 296-314, 1991 より引用)

表 2. 高血圧の病歴に必要な事項は次の項目がある

1．高血圧の持続時間 　　最後に正常血圧であった時・最初に高血圧を指摘された時 　　血圧の経時的変動	5．高血圧に伴う症状 　　全身倦怠感 　　頻脈・汗・ふるえ 　　腹痛
2．高血圧治療 　　治療期間 　　治療薬・副作用の有無 　　降圧剤へのコンプライアンス	6．目標臓器の症状 　　頭痛 　　視力低下 　　胸痛 　　呼吸困難 　　歩行困難
3．昇圧させうる薬剤 　　estrogens 　　交感神経亢進薬 　　副腎皮質ホルモン 　　ナトリウムの過剰摂取	7．勃起不全
4．家族歴 　　高血圧 　　心臓血管疾患での早死 　　家族の疾患（褐色細胞腫・腎臓疾患・糖尿病・痛風）	8．睡眠障害 　　早朝の頭痛 　　昼間の居眠り 　　いびき 　　睡眠時無呼吸症候群

(Kaplan NM：Clinical Hypertension. Ed 5, Williams & Wilkins Co, 1990 より引用)

2 診療マニュアル

　日常医療行為に医療従事者の誰もが容易に参加できるマニュアルをつくっておこうという考えである。

　＊診療マニュアル

　最近の医療の進歩で医療情報が溢れているが、一方では医療内容は定型化してきている。医療の効率化・費用対効果の面からマニュアルがつくられてきている。

　例えば高血圧の病歴を例にとってみよう（表2）。高血圧患者の初診時の医学的面接病歴に際して漏れなく聴くべき項目をまとめてある。これらの事項を漏れなく短時間のうちに聴取することはたとえ高血圧専門家でも不可能であろう。日頃の診療でいつも痛感させられることはヒトの頭は自分で考えているほどには精密にできてはいないという情けなさである。

　このような診療に役立つマニュアルは特に高頻度の疾患については急速に整備されつつある。診療録の記載にあたってはマニュアルの活用を奨める。

3 クリティカル・パス

　クリティカル・パスとはチーム医療を行う場合に構成員全体が理解でき・参加できるように診療手順をマニュアル化しようという考え方でできてきた書面に明記した診療スケジュール表をいう。この表を作成して診療上に遭遇するさまざまな関門を医療従事者の誰もが容易にパスできるように工夫されている。また、さらに特定の疾患の経時的な処置などでは予め標準化しておけば誰もが容易にでき間違いの起こる確率を確実に減らせる。このパスができていると診療要員のうちの誰もが同じように

患者・家族に今後の予定や計画を予め説明できるようになる。そこで患者・家族の協力が得られやすくなり診療の効率化が図られてくるという利点がある。この方法は米国の宇宙産業で行われた方法を医療に応用したのである。Care map や Clinical pathway が略同義語として用いられている。

　この成果は次の通りである。

1．医療行為を標準化できる。医療行為の同一疾患へのばらつきが少なくなる。
2．診療録への記載が軽減される。
3．EBM の成果を活用できる。
4．インフォームド・コンセントの説明と理解が増す。
5．チーム医療の構成員の意欲が増して業務が円滑に行われる。
6．医療内容が改善される。無駄な医療費が削減される。低コスト・高レベルの医療が進む。
7．職員の個々が役割の分担と責任の共有化に目覚める。各々が専門技術を生かされると受け止めるので活性化される。職員の意識改革が常に行われるようになる。
8．患者・家族側からの満足度が増して医療への前向きの参加が生じてくる。医療情報の共有化への理解が進む。
9．地域での連携医療が容易に円滑に行われる。

参考文献

1．日野原重明：クティカル・パス；導入・作成・実践の具体的手引き．照林社，東京，1999．
2．和田　攻，ほか（編集）：治療薬ガイド．文光堂，東京，2002．

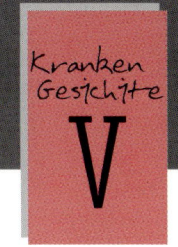

V 診療の定まった手順で書く

　診療には慣習的にせよ科学的にせよ一定の順序・手順がある。したがってこの手順に従って診療結果を記載する。そうでない記載には読み手は戸惑ってしまう。診療は医学的面接・身体検査・検査診断・診断・治療・予後・患者教育と流れていく。これらを円滑に行うにはまず基本的知識・技法は不可欠である。しかしながら医師はどうも今さらながらと思っている節がある。基本的医療知識・技術の欠如を知らないわけはないだろうが面子・気位が邪魔しているのであろう。どう検討しても良い臨床医をつくれない今の医学教育・医療のシステムの中では臨床医の能力は欧米の医師のそれに比べて情けないくらいに低い。現在の医学校での教育ですら臨床医としての基本的知識、技術を十分に教えていない。

　診療の定まった手順はまず自学自習から始まる。

---

8. 才無きは医者となるな

「医とは人の利を計ってやる術である。だから、医を学ぶ者が生まれつき鈍でその才能がないならば自ら医者になることを止めるべきである。医者には人格・才能が優れた人がなるべきである。"三世の医"はよいと礼記にあるが、これは医者の子孫に才能ある者があって、家業を継ぐならよいが、そのようなことは稀である。この三世とは父子孫の意味でなく、師と弟子とが相伝えて三代という意味である。才能がなければ、医者の子だからとて医者にしてはならない」。
（貝原益軒：養生訓．徳間書店）

1 実例の原則との矛盾

症例・図1 病歴を科学的に記載する

　①症状は可能な限り客観的に記載する必要がある。症状の病態生理がわかるように病歴をとっているはずだから第三者にも推測可能な記載が必要である。

　ⅰ）呼吸困難は生理的にも生じうるので患者の訴えがどれほど異常なのか？　がわかるような記載が必要である。記載にあたっては、When？　Why？　Where？　Which？　How？　の問いに答えられるように書く。

　ⅱ）呼吸困難なら以前からあったという症状が、いつ？　我慢がならないとは？　突発的なのか？　トイレに行く前に既に呼吸困難があったのか？　夜間突発性呼吸困難（左心不全）なのか？

　ⅲ）呼吸困難は呼吸器由来か？　心臓由来か？
などの問いに答える記載が必要である。

　②第三者が容易に理解できるように記載する。心筋 TmT や S-G などという省略語は果たして何人の医師にわかってもらえるだろうか？

　③胸部レントゲン所見は可能な限りスケッチを記入しておくのがよい。その理由はレ線像の判定能力には大差がある。そこでこの記載のように診断名だけではすぐには信じかねるからである。特に肺うっ血と肺炎の合併の判読は容易ではないはずだ。この点スケッチがあれば客観的な判定に役立つ。

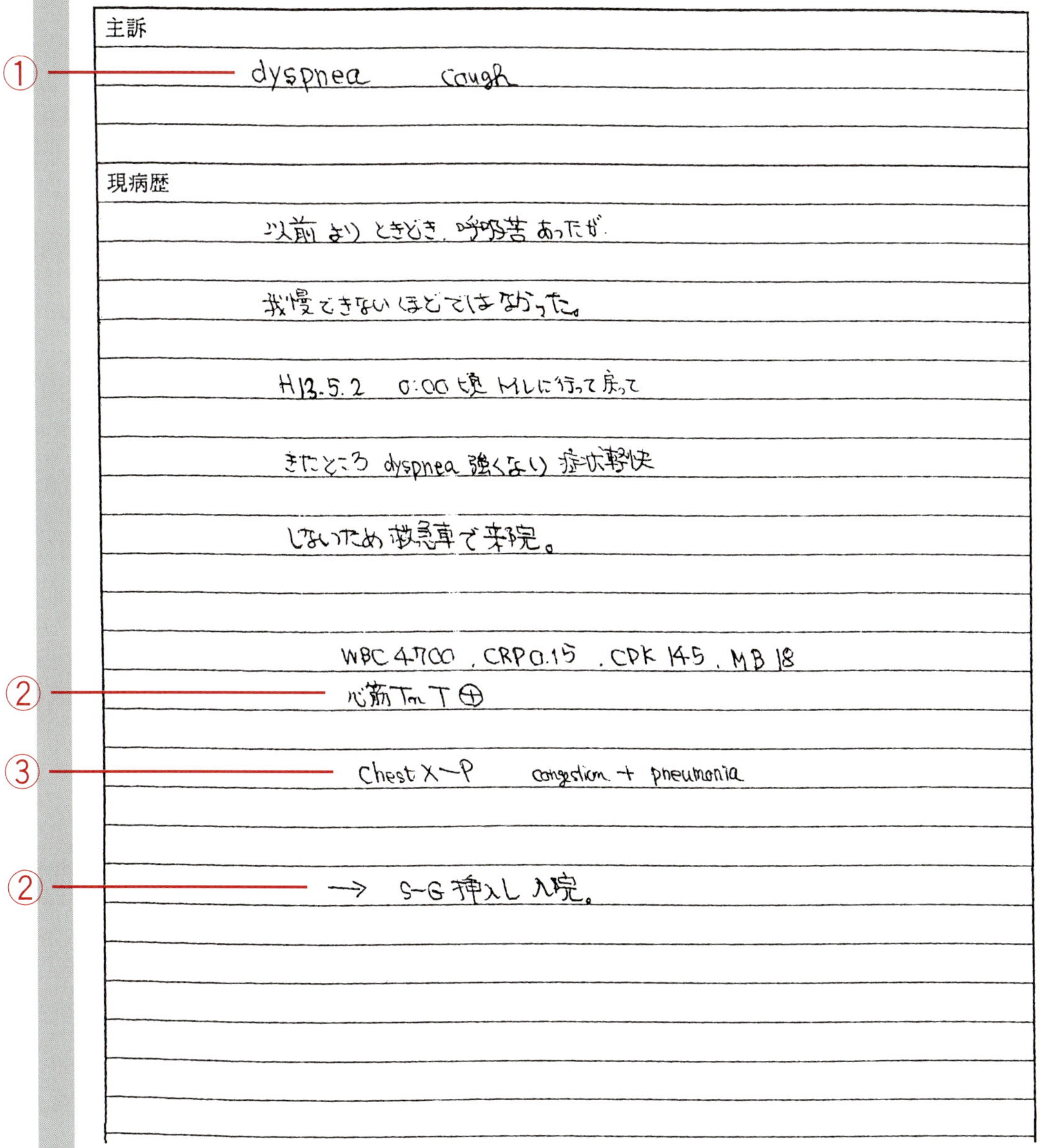

V／診療の定まった手順で書く

主訴
① dyspnea　cough

現病歴
　以前より ときどき, 呼吸苦 あったが.
　我慢できない ほどではなかった。
　H13.5.2　0:00頃 トイレに行って戻って
　きたところ dyspnea 強くなり 症状軽快
　しないため 救急車で来院。

　　WBC 4700, CRP 0.15, CPK 145, MB 18
② 　　心筋Tn T ⊕
③ 　　Chest X-P　congestion + pneumonia

② 　　→ S-G 挿入し 入院。

図 1. 病歴は科学的に記載する

症例・図2　診療の手順を守った記載をする

　①診察の日時は必要である。この経過記録では診察日・時がわからない。

　②診療の経過記録の記載の順序は、ⅰ）症状（POMR ではこの例のように S・Sx＝symptom と略している）、ⅱ）身体的所見（略語は O＝objective）、ⅲ）評価と計画（Assessment＝A、Plan＝P）、の順に記載する。この POMR の記載方式は便利なので、必ずしも POMR の診療記録管理方式を採用していなくとも、慣用している医師は多い。この例ではこの定められた順には記載されていない。字も判読しにくいこともこの診療録の理解の妨げになっている。

　③署名がない。記録者を同定できないことは責任の所在も明らかにできない。記載のあとには必ず署名しておかねばならない。

　④処方の記載のうちで"TD"という省略語の意味がわからない。このような意味不明の処方箋では薬剤師は困るであろう。

　筆者の熟知しているある大病院で実際に起きた事例である。その病院ではどうしても院外処方箋の割合が 40％を超えないのでその理由を検討した。すると医師の書いた院外処方箋が不備なために調剤薬局から問い合わせが殺到している。変に誇り高い医師たちは臆して院外処方箋を書けなくなった結果であるという笑うに笑えない調査結果となった。実は筆者の知る限り医師の書いた処方の記載方法の本は筆者の書いた本［田村康二（編著）：診療録の書き方　第8章　処方ならびに処方箋をどう書くか？．第2版，金原出版，東京，2001］以前にはなかったのである。実に不思議なことだと思う。処方箋の記載方法を学んでほしい。

　⑤記載がわからない。診療録は公文書であるから他人が読み取れる字で書くべきである。読み取れなければなんの意味もない。

V／診療の定まった手順で書く

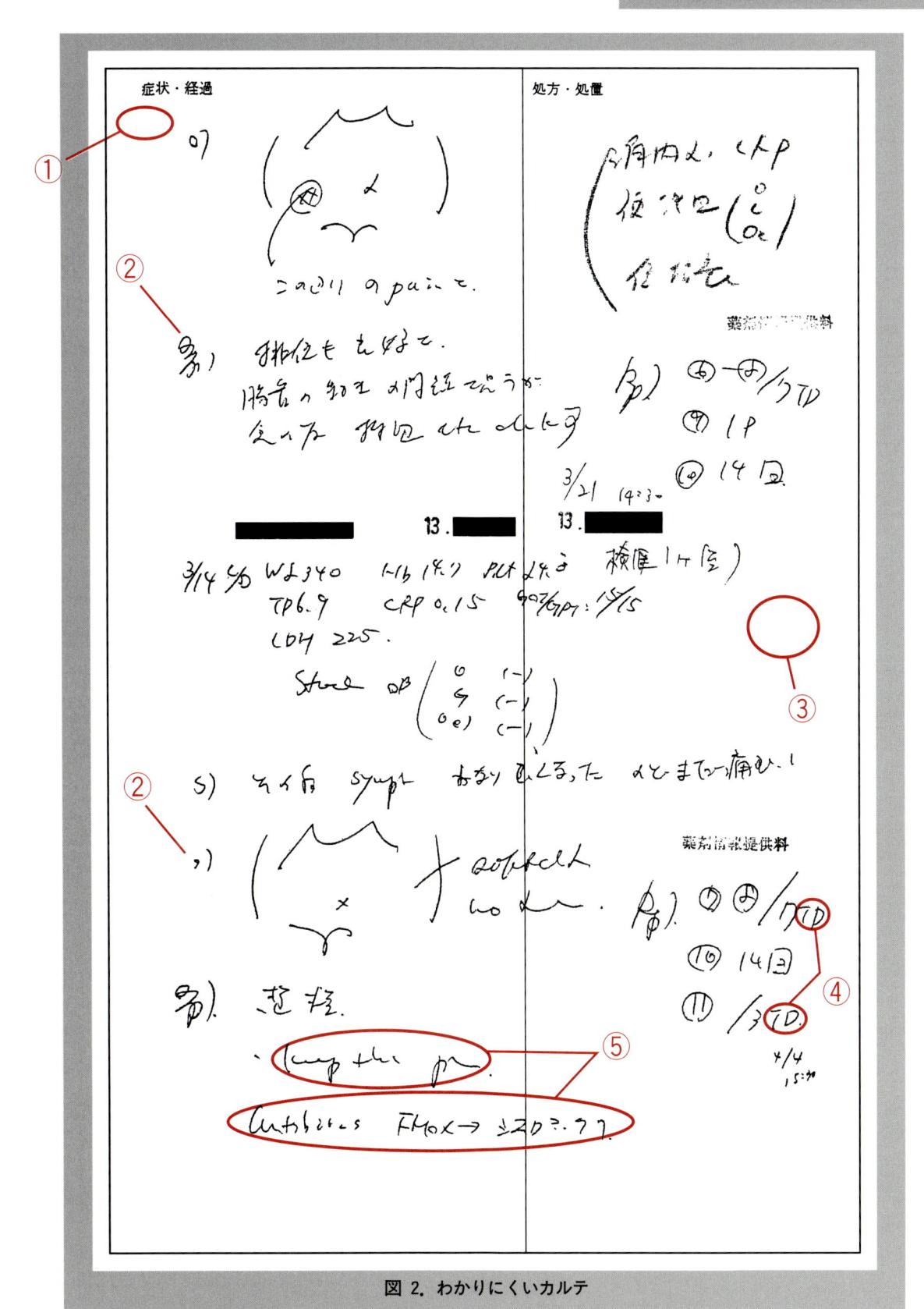

図 2．わかりにくいカルテ

症例・図3　なぜ日本語・英語・ドイツ語を交えて書くのか？

①英語らしき記載だが筆者には読み取れない。読める記載では chest：np となっている。胸部が np＝nothing particular とはどういう意味なのだろうか？　英語を使うなら米国の医師もわかる記載にしてほしい。

②日本語もわからない。

③ドイツ語と思える記載である。g＝gesamp、TM＝Tages Menge、KT＝Körper Temperatur の意味で用いているのであろう。問題は何故あえて3カ国語を交えて書いているのだろうか？　である。記載者は語学に堪能であるとは到底読み取れない。医学知識の混乱の現われであると筆者には読み取れる。如何なものであろうか？　医師の外国語の語学力の低さは一般的に目を覆うばかりである。ドイツ語に至ってはかつての学生語のメッチェンは今やガールになっている。だからメッチェンといっても40歳以下の医師でわかる人は稀になってしまっている。おそらくこの記載者に「g」とは何か？　問うても答えはあるまい。

医師の国家試験には外国語は不要である。それにもかかわらず外国語を学ばねばならぬ理由はなんなのだろうか？　たとえ習ったとしても英字新聞・雑誌は読めない。CNN・BBC の放送・テレビを見聞きしてもまったくわからない。このような外国語がいったい医師の日常臨床の何に役に立つのだろうか？　学ぶべきは日本語である。

診療録はやはり日本語で書いた方がよいと思う。但し外国語に十分に堪能な医師は例外である。また外国語の省略語は真に便利である。また日本語自体に科学的な記載上に限界がある。急性心筋梗塞と書くよりも Acute myocardial infarction とか AMI と書く方が便利なのは事実である。最新の科学用語となると日本語訳がついていけないので英語にならざるを得ない。現実的には日本語で書ける限りは日本語で書くしかないのであろう。

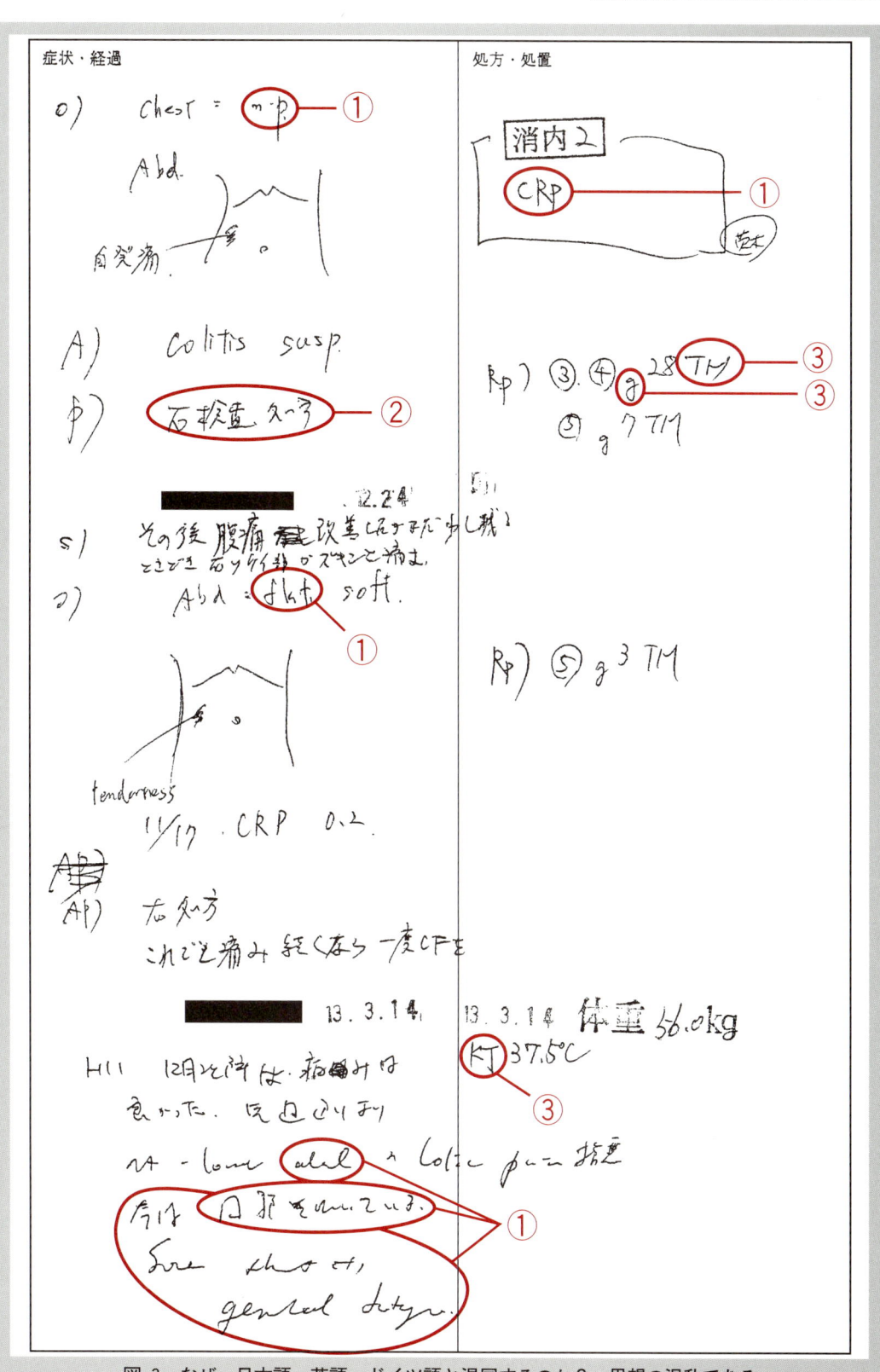

図 3. なぜ，日本語・英語・ドイツ語と混同するのか？　思想の混乱である
何故処方だけは旧ドイツ式なのか？

症例・図4　読み難い主治医意見書

①この主治医意見書はわかり難い。介護保険が始まってからこの例のような主治医意見書を互いに交換し合うようになっている。最近ではこの書類に代表されるように医師間・医療機関間の連携はますます密になってきているが書類は必ずしも相手にわかりやすくはない。

　上図は記載上の難点は手書きの書類となっている点にある。日常臨床で忙しい中では丁寧にわかりやすい字・文体で書くのは誰にでも難しい。この例に限らず医師の手書きの書類はお互いに読み難い。平素パソコンを扱っていない医師にパソコンで文を書くのが必要であると述べるのは酷かもしれない。しかしパソコンを扱うことなど医師の習得している諸技術に比べれば遥かに優しい技術だと思っている。

　パソコンでこのような書類を書く利点は、ⅰ）綺麗で読みやすい字になる。ⅱ）主治医意見書はソフトができているので手書きよりは遥かに早くかける。ⅲ）加筆訂正が容易である。

②処方の意味がわからない。下段の例は上段の例に比べればパソコンで文章ができているの極めて読みやすい。しかし手書きされているv．d．s．（1）×と（1－0－1）×という意味がわからない。このような処方の取り決めはみたことがない。この医師の独自な発明であろう。困ったことにはこれでは当方が処方できないのである。処方の書き方には医師間の了解事項がある。これに従ってもらわねば共同作業はできない。

③診断名があまりにも任意すぎる。保険上の診断名で医学的とは違うのだという意見もあるが医療にかかわる問題としては困ったことである。主治医意見書の診断を再確認しなければならないからである。このような問題の解決には医療をIT化することである。医師会が唱えているIT化の狙いの1つは1患者・1診療録・1地域を実用化することである。これまで患者につけられた数多くの診断を任意に選択して書く方式ではいつまで経っても完全診療ができない。患者中心の医療も行うのであれば診断名の共通化が不可欠である。これを推し進めるにはパソコン・コンピューター化が是非とも必要である。

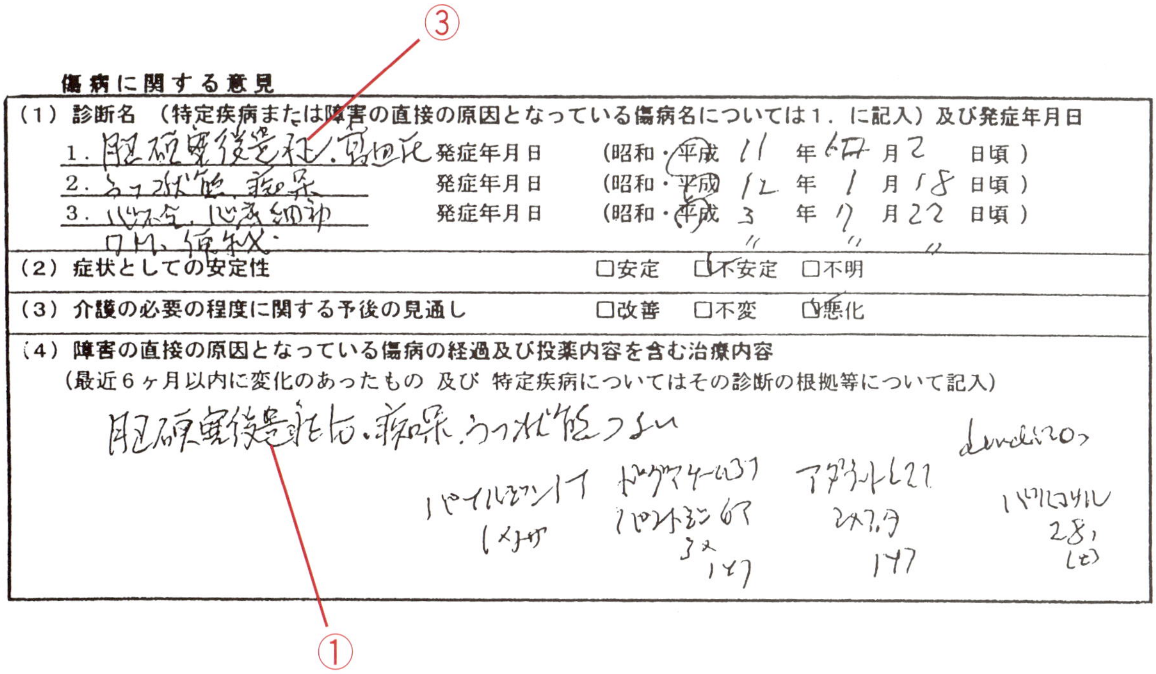

Ⅴ／診療の定まった手順で書く

傷病に関する意見

(1) 診断名 （特定疾病または障害の直接の原因となっている傷病名については1．に記入）及び発症年月日
 1. 脳硬塞後遺症・留血症 発症年月日 （昭和・平成 11 年 6 月 2 日頃）
 2. うつ状態・痴呆 発症年月日 （昭和・平成 12 年 1 月 18 日頃）
 3. 心不全・心房細動 発症年月日 （昭和・平成 3 年 7 月 22 日頃）
    ワ州・頻拍

(2) 症状としての安定性　　　　□安定　☑不安定　□不明
(3) 介護の必要の程度に関する予後の見通し　□改善　□不変　☑悪化
(4) 障害の直接の原因となっている傷病の経過及び投薬内容を含む治療内容
　（最近6ヶ月以内に変化のあったもの 及び 特定疾病についてはその診断の根拠等について記入）

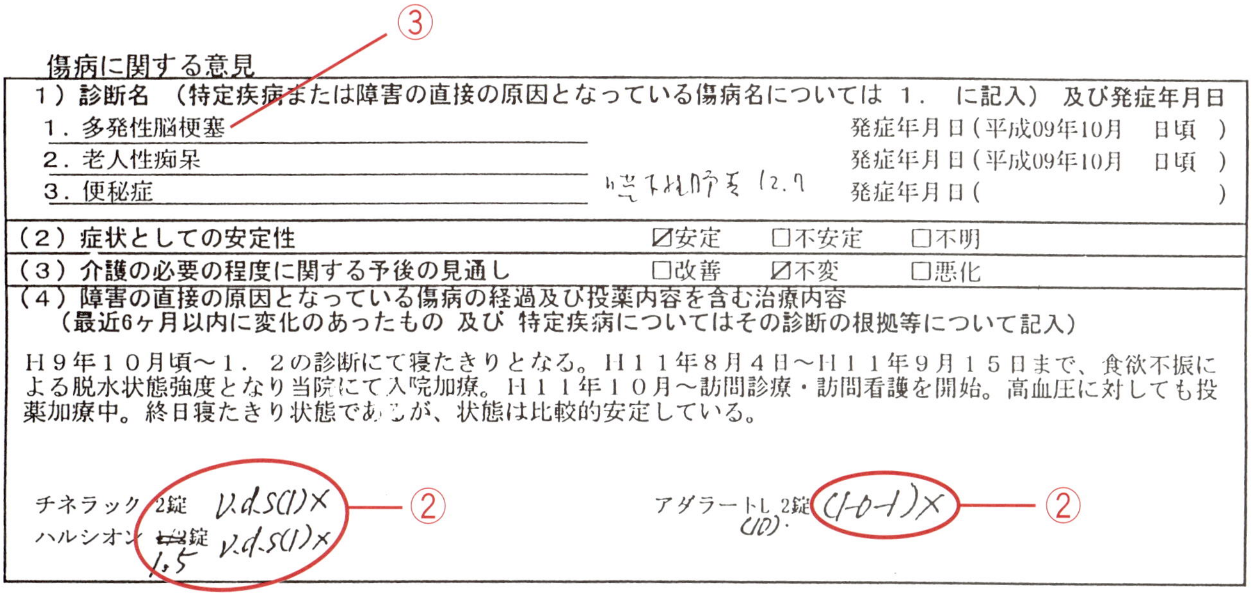

脳硬塞後遺症・痴呆・うつ状態つよい

③ → (1)診断名欄
① → (4)経過治療内容欄

傷病に関する意見

1) 診断名 （特定疾病または障害の直接の原因となっている傷病名については 1．に記入）及び発症年月日
 1. 多発性脳梗塞 発症年月日（平成09年10月　日頃　）
 2. 老人性痴呆 発症年月日（平成09年10月　日頃　）
 3. 便秘症 発症年月日（　　　　　　　　　）

(2) 症状としての安定性　　　　☑安定　□不安定　□不明
(3) 介護の必要の程度に関する予後の見通し　□改善　☑不変　□悪化
(4) 障害の直接の原因となっている傷病の経過及び投薬内容を含む治療内容
　（最近6ヶ月以内に変化のあったもの 及び 特定疾病についてはその診断の根拠等について記入）

H9年10月頃〜1．2の診断にて寝たきりとなる。H11年8月4日〜H11年9月15日まで、食欲不振による脱水状態強度となり当院にて入院加療。H11年10月〜訪問診療・訪問看護を開始。高血圧に対しても投薬加療中。終日寝たきり状態であるが、状態は比較的安定している。

チネラック 2錠　 1.d.s(1)×　　　　アダラートL 2錠 (1-0-1)×
ハルシオン ½錠 1.5 1.d.s(1)×

③ → 診断名欄
② → 投薬記載欄

図 4．介護保険の主治医意見書にみられる不備な点

[57]

症例・図5 **この内科医の診療録は内科医でも読めない**

❶消化器専門医の記録は筆者にも読めない。専門家は普通専門家間では通用する略語を頻用する。そのために記載が非専門家にとっては理解しにくくなる。誰もが読める診療録を目指すにはこの間の溝をどうやって埋めていくかはこれからの課題である。今答えを用意できない。

❷ENTとは何を意味しているのやらわからない。消化器専門医ならわかるのだろうか？ ひょっとしてENT＝Entlassungの日本語なのか？ 再び処方はわからない。

ラックB 3.0.3×とはいつ服薬させるのであろうか？ こういう処方をみると薬剤は食後と勝手に理解して調剤しているらしい。しかしこの行為は違法である。

山梨医大病院でのコンピューター導入以前の状態では90％の医師の処方が不備でいちいち医師に問い合わせていると切りがなくて仕事にならなかったという。ここで医師は処方や治療の指示の不確実性がしばしば医療事故の原因となるので注意しなくてはいけない。

9. 日本人は理解不可解な国民だ

「日本人は人と神との間には越えられない境界があるという西洋の考え方をまったく受け付けない。その2つは繋がっているという日本の哲学を西洋の人々が拒絶するのと同じである。日本ではすべての事柄はヒトとヒトとの相対性で決まる。そこで現れてくるのは日本人の独善性・自己中心主義である。日本人は小さな壺に植えられ感情を刈り込まれた盆栽のように暮らしている。だから「未知のもの」に対する恐怖心は甚だしい。しかし一旦大地に移植されるとその木はどんな庭師でも元には戻せないことを知るべきである」。(Rベネディクト著・福井七子訳：日本人の行動パターン、NHKブックス)

著者の注1：この本はベネディクトが「1946年にアメリカが人種と文化の異なる日本を統治するための教科書」として書かれたものである。さらにこれを元にして彼女が書いたのが名著「菊と刀」である。この本は日本で230万部も売れた大ベスト・セラーである。今日読んでも興味ある部分は「日本人は変わりうるか？」という一節である。この自問にはこの本では自答していない。「変わり得ない」と暗に答えているように私には読みとれる。今日の社会にある正義・人権が医師に対してカルテの開示を求めているのに、医師はどう答えるかが問われている。

著者の注2：「なんで私の書いたカルテを患者に見せなくてはならんのか？ 自分の持ち物をヒトに見せる必要はない」「なんで患者中心の医療をしなくてはいけないのか？ 私中心でよいのだ」「日本の医療文化はよい文化なのになんでアメリカ並みに変えなくていけないのか？ 今の仕組みが私には都合がいい」などと公言する医師はいまだに少なくない。私には理解不可解な言動である。

V／診療の定まった手順で書く

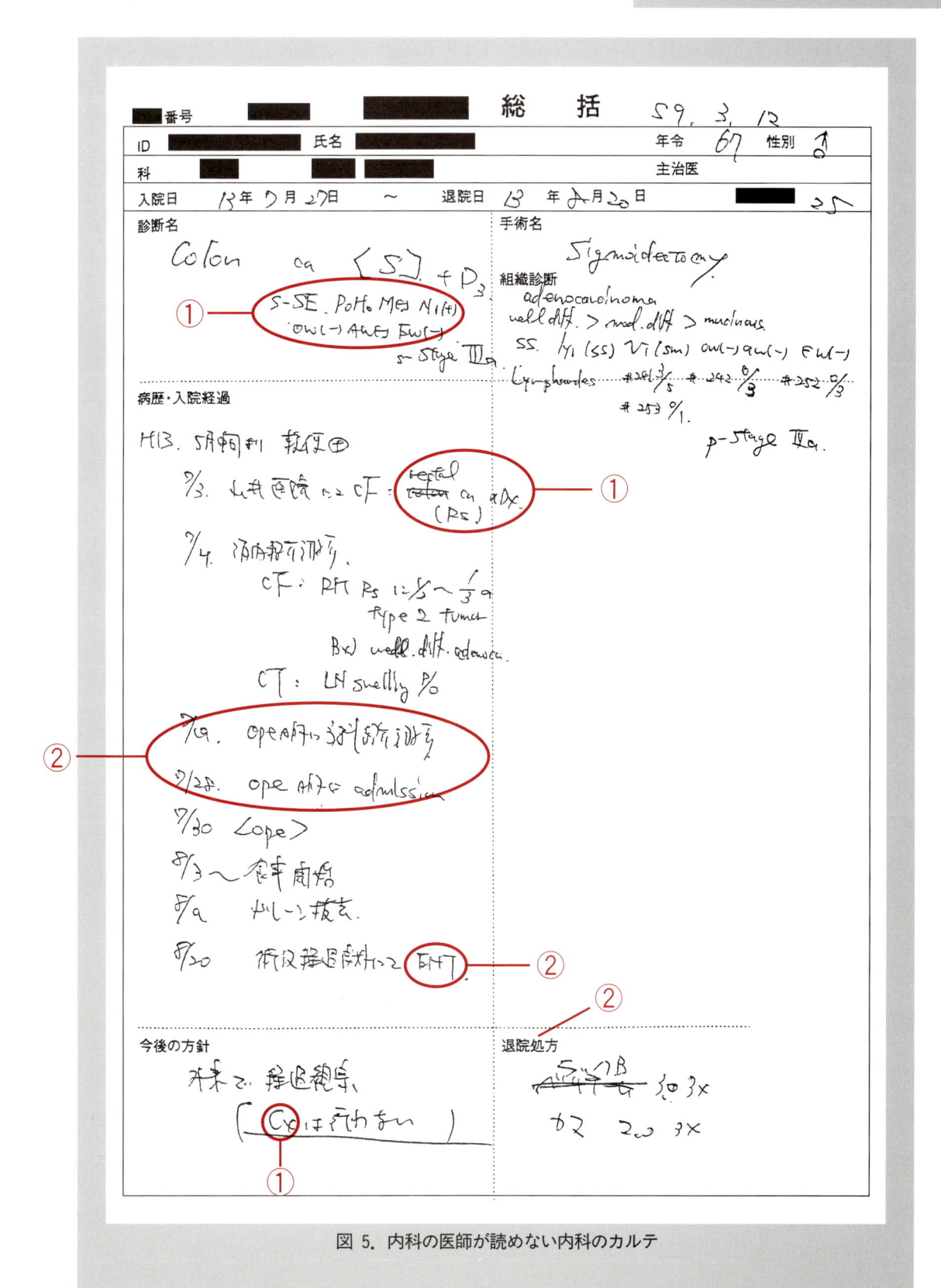

図 5. 内科の医師が読めない内科のカルテ

症例・図6 この整形外科医の診療録は筆者には読めない

・書かれている用語・省略語のすべてが内科医である筆者にはわからない。整形外科医ならわかるのであろうか？

・処方もわからない。内科の診療録は内科医でもしばしば読めないのでおそらくこの例のように内科医の診療録は整形外科医にはわからない例が多いのであろう。誰にでもわかる記載が必要だと思う。白紙の診療録よりはましだと思うより仕方がないのであろうか？

10. 万延元年遣米使節の航海日記

「同使節に参加した漢方医・村山伯元の（航海）日誌「奉使目録」の一節である。「二十四日・晴れ又陰風邦人不残注船を患へ、嘔吐スルモノアリ、不幸に吐スルニ至ラサレドモ、悪心甚シク、終日絶食平臥。二十五日、晴又陰。二十六日、晴。二十七日、微雨大風ニテ波涛殊に甚シク、邦人悉ク枕ニ付ク、行歩スル事能ハズ、船大イニ動揺、終夜眠ヲ得ズ、米人二十年来航海スレ共、如此嵐に遇シ事ハ無之ト云、邦人疲労甚シ」（Mミヨシ著・佳知晃子ら訳：我ら見しままに．平凡社）

著者の注：明治以前の医師の記録で現存する物は少ない。渡米中に村山が書き残した日誌である。この記録を見る限り次のような点が挙げられる。①事実への不十分な観察。②現象の時系列ではない羅列。③自分のことを語っていない。②画一的・器械的である。③体験に対する意見・感想・評価などが記されていない。旅日記は昔から文学の一分野となっている。今日のカルテも一種の日誌であるが、この旅日記と同じような問題点の多くが含まれている。

11. 良書とは何か？

「文はヒトなりという。それならば書もまたヒトなりといってもよい。書物は著者の分身である。ヒトである以上、その品性の高低を問うまでもなく、人格者でなくてはいけない。書物もまた私達はこれを著者の生命が宿っているものとして取り扱いたい。ここに書物尊重論をむしかえすことになるが、私達はどんな凡書にも書物としての敬意を払いたい。そして優れた著者によって書かれた優れた著書に対しては、特別の敬意を払いたい」。（森銑三：書物．岩波新書、森は近代史研究家）

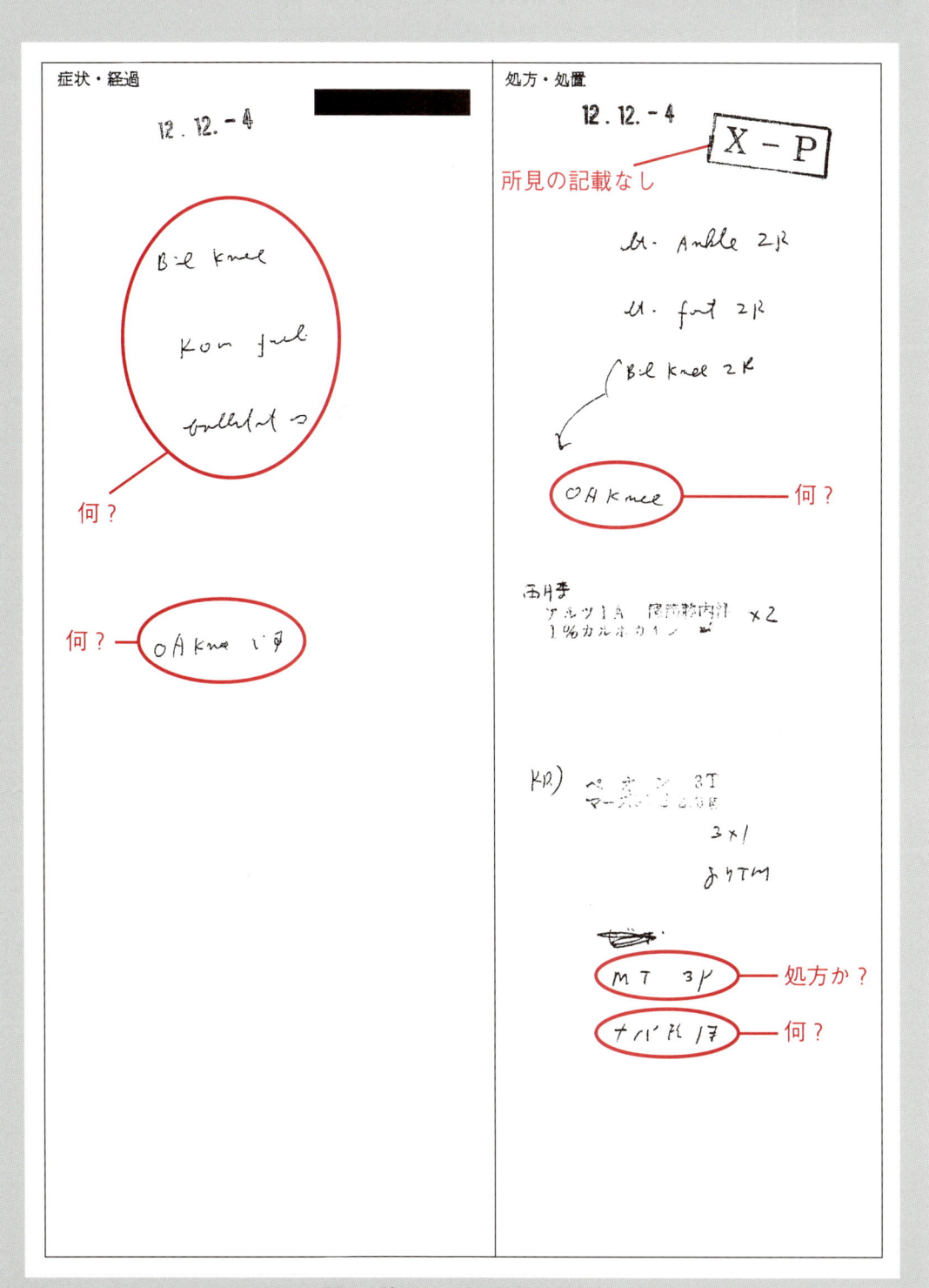

図 6. 読めない整形外科のカルテ
白紙のカルテよりはよいのか？

症例・図7 この眼科医の診療録は筆者には読めない

①この眼科医の診療録は筆者にはとうてい読めない。専門用語の省略語がわからない。眼科医ならすべてを難なく読めるのであろうか？ 日本語も読み取りにくいが専門家なら推測できるのであろうか？

・誰にでも・患者にもわかる診療録を書くべきであるとしたら果たして可能であろうか？ 診療録を開示するときにほかにはわからない診療録を説明するのにどれほどの時間が必要となるのであろうか？ 今答えを持ち合わせていない。

---

12. 対話のない社会

「何か質問は？」教師が語りかけても沈黙を続ける学生たち。町に溢れる「アアしましょう、コウしてはいけません」という放送・看板。何故この国の人々は個人同士が正面から向き合う対話を避けるのか？ 日本的思いやり・優しさこそが対話を妨げている。(中島義道：対話の無い社会. PHP 尊書)

　著者の注：医師間・医師と患者の対話の結果がカルテになる。医学的面接が巧みでなければ、上手なカルテは書けない。(田村康二：医学的面接のしかた. 医歯薬出版)

13. 問い：日本語が良く書ける。よく読めるようになるには・・・？

答え：文章を書くときに判断を下す力は、その人がどれだけ多くの文例に出会ったことがあるかという、個々の事例の集積の中で養われます。ですから、蓄積が多ければ多いほど、言い回しを選り分けることができます。それにはたくさんの読書が大切です。というわけで、誰でもいい、気に入った作家の作品をたくさん読むことをおすすめします。(大野　晋：日本語の教室. 岩波新書)

　著者の注：「わが医学校の入試科目は理数である。しかし理数は医者になってからもなんら必要としない。つまり必要のない科目が優秀で、本来必要な"国語・生物"の知識が問われていない」。「日本語がよくできるヒトは英語ができる。第一に英語ができなくとも医者はできる」「したがって入試には理科・数学・英語を課す代わりに、生物・国語を入試の必須科目にすべきである」という主張を私は大学の席をおいた23年間主張してきた。しかし私の意見はいまだに取りあげられていない。この教育ではまともな文章が書ける医師が育つはずはない。これがカルテ以前の問題である。

　問題解決の1つの方法として、英語の上達法の本を書いた。何故ならわが国の教育の欠陥は英語を長い間勉強しても上達しない教育者と教育法に問題があると思ったからである。(田村康二：働くための英語. 泉書房)

図 7. 読めない眼科の診療記録

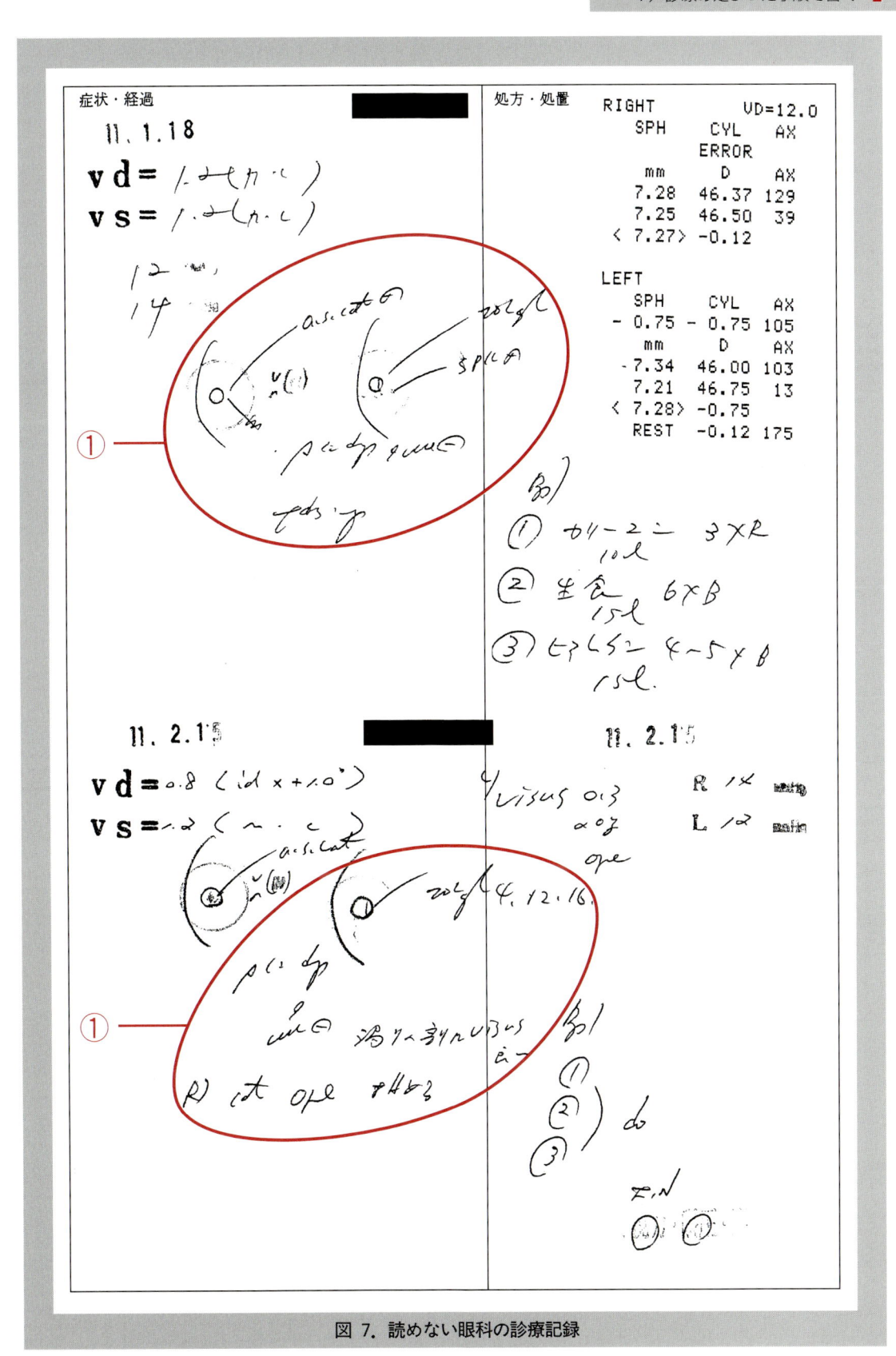

症例・図8　この産婦人科医の診療録は筆者には読み取れない

①専門が違うと診療録は読みにくい。専門用語と省略語が門外漢にはよく理解できないからである。産婦人科医なら読み取れるのであろうか？

②書き慣れた書体であるがあまりに達筆で著者には読み難い。

・図6, 7, 8に共通した問題は専門医が書いた診療録は異なった専門医には読み取れないことにある。患者本位の診療録はどうあるべきか？　にはいまだに正解は出せない。

14. 文章の年季奉公

「文体はすなわち人物である」というフランス語の名言があるから、自分はどんな人物であるかと知りたい場合、文体を分解した方がよいかもしれない。自分の英語の文章と日本語の文章を比較してみるとそれぞれ違う。日によって文章が違ってくるが、共通な面もあり、その共通な面は、実は私なのである。自分により忠実な文章を―無意識にしろ―書こうとする努力は私が勤めてきた文章を洗練させるための年季奉公の記録であると思われる。（ドナルド・キーン：私の文章修行．朝日選書）

著者の注：キーンは類い稀な才能でアメリカ人でありながら原稿を見事な日本語で書く日本文学研究家である。著述家の文章力を上げるには、一般に志賀直哉の文章に学べといわれている。その志賀は実はラフカヂオ・ハーンの英文に習ったのである。有名な作家のほとんどは実は翻訳者として働きながら外国の作家の書き方を習得している。私も学生の頃から Herman Melville の Moby Dick を作文のお手本にしている。

V／診療の定まった手順で書く

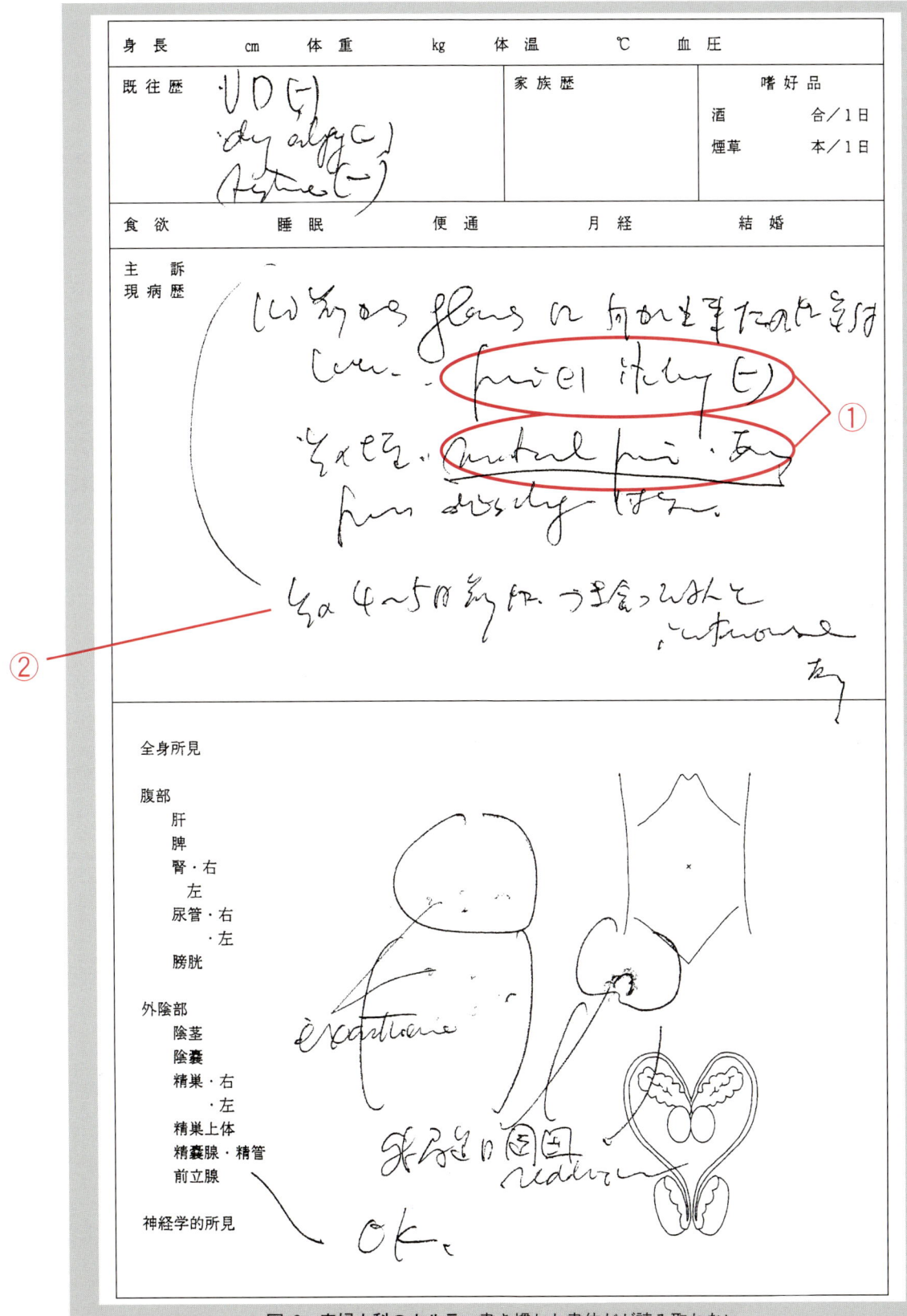

身　長	cm	体　重	kg	体　温	℃	血　圧	
既往歴			家族歴		嗜好品		
					酒	合／1日	
					煙草	本／1日	
食欲		睡眠		便通		月経	結婚

図 8. 産婦人科のカルテ　書き慣れた書体だが読み取れない

2 矛盾の解決法

1 今さらの診察・診断・治療の手順

　診療録を書く前に必要なことは診療を一般的に定まっている手順を踏んで行う。ヒトの書いた診療録がこの手順を踏んでいれば読むのも理解するのも容易だからである。

　今さら診察・診断・治療の基本の勉強でもあるまいと多くの医師は思っている。しかし現実の問題は多くの医師のもっている診療の基本的技術の一般的水準が極めて低い、特に欧米の医師に比べて、情けない状態にあると思う。医学的面接の技法、頭のてっぺんから足の先まで1人の医師が診察する身体検査の能力、科学的証拠に基づいた診断に至る論理と技法、複数ある治療法のうちからの科学的に妥当な治療法を選択する技術などはいまだに多くの医学校でも教えていない。教えていない理由は教えられないからである。すなわち教えるべき内容の貧弱さと指導者不足がこれらを生んでいる。いわんや既に医師免許証を得ている医師はいったい何処で？　どのようにして？　学んできたのだろうか？　不思議なことにこの一番重要で一番欠けている基本的診察についての医師会ですら今さらと思いたくてこの種の講習会・講演会は殆どないのである。だから自分で自学自習していくよりあるまい。

2 診療録の書き方の基本

*診療録に書くべき基本的事項

・診療の日・時を書く。
・診療のたびに記載する。毎日診ているのなら毎日記載する。書いてないとそのときに診療したという証拠とならない。だからとにかく書いておく。
・診療録は公文書である。だから第三者がわからない・誤解するような記載はしない。
・ほかのヒトが読める・わかる記載をする。省略語は辞書にある用語だけを原則として使用する。
・可能な限り日本語で記載する。病名・人名・日本語訳が決まっていない外国語は原語で書く。それ以外ではどうしても外国語を使用するなら正しい外国語を使用する。いわゆる和製英語・ドイツ語は不正確なので使用しない（例：ムンテラ・オペ・ワイセ・ステルなど）。
・記載・記録にはインク・ボールペンなどの記載事項が保存される記録用具を用いる。鉛筆での記載はしない。何故？　主治医に遠慮しているからか？　対診・併診に際しては鉛筆で書き込むという悪習がいまだに見受けられる。是非改めなくてはいけない。但し色鉛筆での記載は可。
・記載事項の訂正は横棒2本でする。原文は決して消去しない。仮に白インクで消すと医療裁判にでもなれば証拠隠滅と取られかねないので注意してほしい。やむを得ず診療録にあとで追記する場合にはその日時を併記すべきである。くれぐれも診療録の改ざんと誤解を受けないような記載方法をとる必要がある。誤記を訂正する場合には次の事項を明示する。①修正箇所、②修正理由、③修正者（署名あるいは捺印）、④修正した日時。

- 追加の記載を行う場合にはできるだけ用紙の最後に記載する。原本の中へ直接記入してはならない。あくまでも公文書偽造の疑いをかけられないように記載に際しては予め細心の注意が必要である。
- 診療行為の記載ごとに記録者の署名（場合によっては捺印）を行い責任の所在を明らかにしておく。
- 傷病名の記載：傷病名は診療の内容に一致していなくてはならない。診療結果から逆に病名を医療保険の請求のためだけにつけるような行為は間違っている。通称保険病名をつけてはならない。まず初診時傷病名を記載する。疑い病名は速やかに確定診断に至るようにする。初診時診断・一時的診断・確定診断・病理学的診断・手術後診断ならびに診断に至った論理的展開・その仕組みを記入する。
- 治療は、①複数の治療法の中からの選択理由、②その仕組み、③治療の実施・支持、④治療効果の判定とその根拠、などは記入しておく。
- 指示は間違いようのないように明確に記載しておく。①指示した日時・指示者の署名、②指示受けの日時・受けた者の署名、③指示実施の日時・実施者の署名。
- 処方は正確に書く。
- 曖昧な表現は避ける。
- 医学用語は学会用語集・略語は医学辞典の記載に準じる。
- 他医からの助言・提言（回診・検討会）はありのまま書いておく。可能ならば記載内容について助言者の署名をもらっておく。一般に回診・検討会などで自分の考えと違う点についての客観的な記載が乏しい。いたずらに自己保身のための診療録であってはならない。
- 患者教育に際しては教育したことと患者が理解したこととは違う。十分な理解が必要な事柄については患者や家族の理解した旨の署名を求めておく。言った・言わないの問題があとで起きないように配慮しておく。くれぐれも注意してほしい。また電話で対応した場合にもその内容を必ず記載しておく。
- 患者の宗教を記入する。宗教の教義に十分な配慮が必要な時代である。
- 指導料・管理料・運動療法などの算定に際してはその内容を記載しておく。架空請求と誤解されないような記載が必要である。
- POMRを採用して書く。
- 薬剤アレルギー・禁止薬剤はわかりやすく明記しておく。
- 転帰を必ず記載する。
- まとめは随時記入する。

3 診療録に書いてはいけない事項

- 診療録は個人のメモではない。医学的に無意味な事項は記入しない。メモ代わりの落書きはしない。図9は実際の診療録に挟まれていた記録である。このような記録を残している目的は明らかではないが診療には明らかに不要である。
- 記載は科学的・医学的事項に限るべきである。自己の感情や独断的見方は書くべきではない。医療

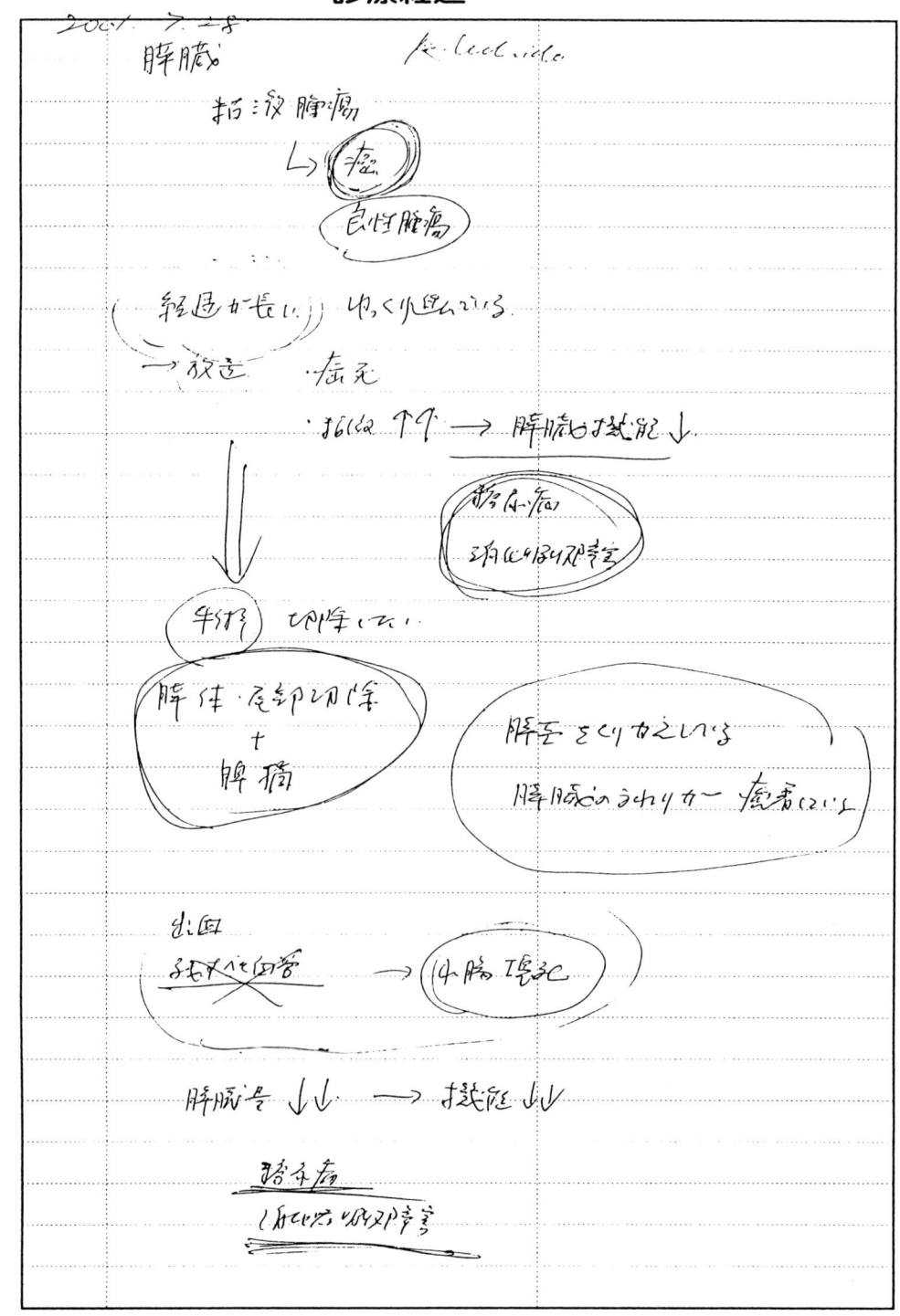

図 9. 診療経過

上で不要な患者の性格・言動は記載しない。
- 前医・他医の評価・判断への独断的な批評は書くべきではない（例：もっと早く送ってくれれば・・、A医師はいつも邪魔をする…、未熟な医師の意見など…）。医師の世界で長年不文律とされてきたさまざまな礼儀は守らねばならない。
- 患者や家族に無用な不安を与えるような非医学的な余計な記載はしない。
- チームの構成員への個人的感情・批判・中傷は書いてはいけない（例：うちの看護師はいつも遅れる…、救急キットを持ってきてくれるのが遅かった…）
- 自分の診療についての責任を他に転嫁するような記載はしない。いうまでもないが己の至らなさ・言いわけを書く必要はない（例：つい忙しかったので…、よく調べることができなかったので…、看護師がいうことを聞かなかったので…、自分が未熟なので注射を失敗した…など）。

4 診療録への誤解

　診療録二号用紙には医師しか書き込めないという考えは誤解である。二号用紙は「既往歴・主要症状・経過など」「処方・手術・処置などが記載事項になっている。ところで医師は医療をしたときには遅滞なく診療に関する事項を診療録に記載しなければいけない（医師法二四条一項）と定められている。だから医師以外の医療従事者がいった医療行為を記入してもよいのである。そうでなければPOMRは成立しない。なお医師の記載とは医師が自筆しろということではない。医療従事者に口述して記載してもらっても一向に差支えない。但し自筆以外の診療の記載には確認しておく。さらにその証拠に署名が必要である。

参考文献

1. 都立病院診療録等記載検討委員会（編）：都立病院における診療録等記入マニュアル．東京都衛生局事業部，2001．
2. 聖隷浜松病院　診療録情報管理委員会・診療録管理室：POMRマニュアル．2000．
3. 高田利宏：質疑応答・カルテ二号紙の記載が医師に限られる法的根拠．日本医事新報，No. 4058，2002．

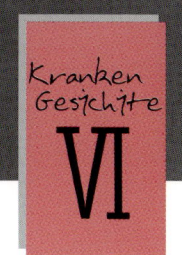

VI 科学的に記載する

　ここでいう科学的記載とは科学的に他からの誤解を招かない明確な記載という意味である。医学的用語・診断基準・定量的な確率表現・明らかな時系列的表現などをいう。大江健三郎氏はノーベル賞授賞講演の演題「あいまいな日本の私」の中でこう言った。

　「日本語の作家として、初めてこの場所に立った川端康成は、美しい日本の私という講演をしました。それはきわめて美しく、またきわめてあいまいなものでした。…'美しい日本と私'と'美しい日本の私'という表現の違いのあいまいさ…このあいまいさは日本と日本人の上に多様なかたちで表面化しています」。(大江健三郎：あいまいな日本の私. 岩波新書, 東京, 1995)

　大江の講演にあるように日本語はもともと論理的言語ではない。日本語は言語学的にも不完全である。語彙も貧弱である。あの文章の神様といわれた作家志賀直哉が戦後の一時期日本ではフランス語を国語とすべしという主張を唱えたことからもこの問題を理解できる。これに比べて英語は完全に近い論理的な言語である。だからこの本を書く場合にも完全な文章を書こうとすると英語で考えてから翻訳して日本語を書かざるを得ない始末になる。

　つまり非科学的な曖昧な日本語の表現では診療録の記載を第三者へ伝えるにもどかしく読み手も真意をしばしば測りかねる。そこでまずわれわれができることは努めて科学的文章を書くように心がける必要がある。

1 実例の原則への違反

症例・図1 時系列の記載に工夫がいる

①この病歴は詳細に記載されている。この例を敢えて選んだ理由は時系列の記載方法を改善したいからである。出来事の日時が数多く出てくるがそれらを時系列で理解するのはたやすくない。いちいち出来事の時間の差を計算しないと理解できなくなるからである。

そこで提言は外来初診時・入院時を"零時間"にして初診前1年とか初診後5日目というように記載したらよいと思う。入院なら入院10日前から・入院3日目あるいは3入院日にというように零日を決めて書くと理解しやすい。さらに疾患の時間的経過には時間的原則がある、例えば肺炎に抗生物質を投与すれば4日目にはその抗生物質の効果は判定できる、ので原則を踏まえて診療録を理解できるようになる。

②肝心の初診時の日時の記載がない。

---

15. 骨だけの文章

「どういう文章を書こうかと努めているかを簡単に述べておくことにする。第一に姿が整っていること。見苦しからず、端正であること。第二に明快であること。これはもちろん第一の目標と関係がある。不明晰な文章は自分でもよくわかっていないことを書いている証拠である。曖昧で含蓄がありすぎる文章には今のところ魅力を感じない。第三に正確であること。言葉の不正確な使い方は第二に挙げた明快さを損なう。第四に相当な速度があること。ぐずぐずと何かをこね回したりしている文章は精神を動かすことができない。第五に快適なリズムがあること。私はできれば過剰な形容詞や比喩の贅肉を一切落として骨だけが歩いてゆく調子の文章を書きたいくらいである。(倉橋由美子：私の文章修行．朝日選書)

著者の注：医者になって初めて書いた論文「転移性心臓および心外膜腫瘍の臨床　内科12：537－542、1963」を西川光男教授に見て頂いたところ「君の論文は骨だけの文章だ」と御指摘いただいた。39年経った今改めて見直してみるとやはり骨だけの文章だったと思う。骨だけだと読む方が難儀になる。

主訴現病歴

主訴 General condition 不良

現病歴
47 y.o. 時に DM P/o.
H.4.～ 当科通院するも. Tx. に対する compliance 不良で内服中断あり。
① H.5.～ DMR P/o.
少量の SU 剤にてまずまずの control であった。
① H.11. 11/8～H.12. 3/1. 右下肢 DM gangrene のため ortho. 入院.
11/19. 右下腿 amputation 施行.
12/8. GI にて colon polyps P/o.
12/14. Uro にて BPH. NB P/o.
H.12. 4/2～ 老健 ■■■■ に入所.
当科紹介時. グリミクロン(40) 1/2T. ベイスン(0.3) 3T 内服中.
同施設ではダオニール(1.25) 1T 内服していたが. good control のため. 7/19～中止.
以降も FBS 100～150 程度で推移.
リハビリ意欲なく. H.12. 5月～ 臀部に decubitus 出現.
その後 左下腿遠位部にも出現. (外側)
① H.13. 2月下旬～ 38～39℃台の fever up. BS↑ 出現.
3/1 BS >600 となり. regular insulin 20u. ラクテック持続 D.i.v
3/2 朝 BS 330 で HR 20u (!) s.c..
General condition 不良. 家人が当院への転院を希望し. 3/8 転院となった.

この間の経過ははっきりしない!

② ?

図 1. 記載には時系列の工夫がいる

[73]

症例・図2 他医にはわかりにくいカルテ

①「頭はぼーっとするけれどもそれほどひどくはない」と記入されている。なんと散文的な言い回しなのだろうか。和英辞典はおろか国語辞典にもない表現である。おぼろげながらわかるような気もするが実のところわからない。「ぼーっと」とはいかなる病態生理と結びつくのであろうか？　「それほどひどくない」のそれとは何か？　それが不明なのにひどくといわれても何のことか理解し難い。つまり「これまで経験した異常な感じの最大を10とすれば今回は5であった」というように数量化できればほかにもわかりやすくなってくる。

②次いでに記載で読めないのは英語らしい文字である。

③処方は指示の時間の点で不備である。「3×」とは1日3回という意味であろうが食後？　食前？がわからない。「1×M」とは1日1回・M (Morgen)」という意味であろう。MをMorgenとするのは公式の省略語ではない。

16．私の「文は人なり」

「私は習字の御手本を見て手習いするような文章の勉強をする気はない。私の文章修行は人間修行に尽きる。人間が育たねば文章はよくならないし、また人間ができれば自然に文章はよくなる。ちょうど肉体的にもって生まれた不様な骨組みがそれなりに器用になり、容貌が歳とともに風格を帯びてくるようなものだ。文章は人間の成熟の尺度である」。(川上鉄太郎：私の文章修行. 朝日選書)

著者の注：カルテを上手に書くのは、習字・作文の再教育を受けることではない。医師として習得しておくべき知識・技術の修行をすることに尽きる。カルテ開示ではまさに医師の能力そのものが問われている。ましてや電子カルテを使っても、コンピューターは医師として必要な能力を生み出してはくれない。

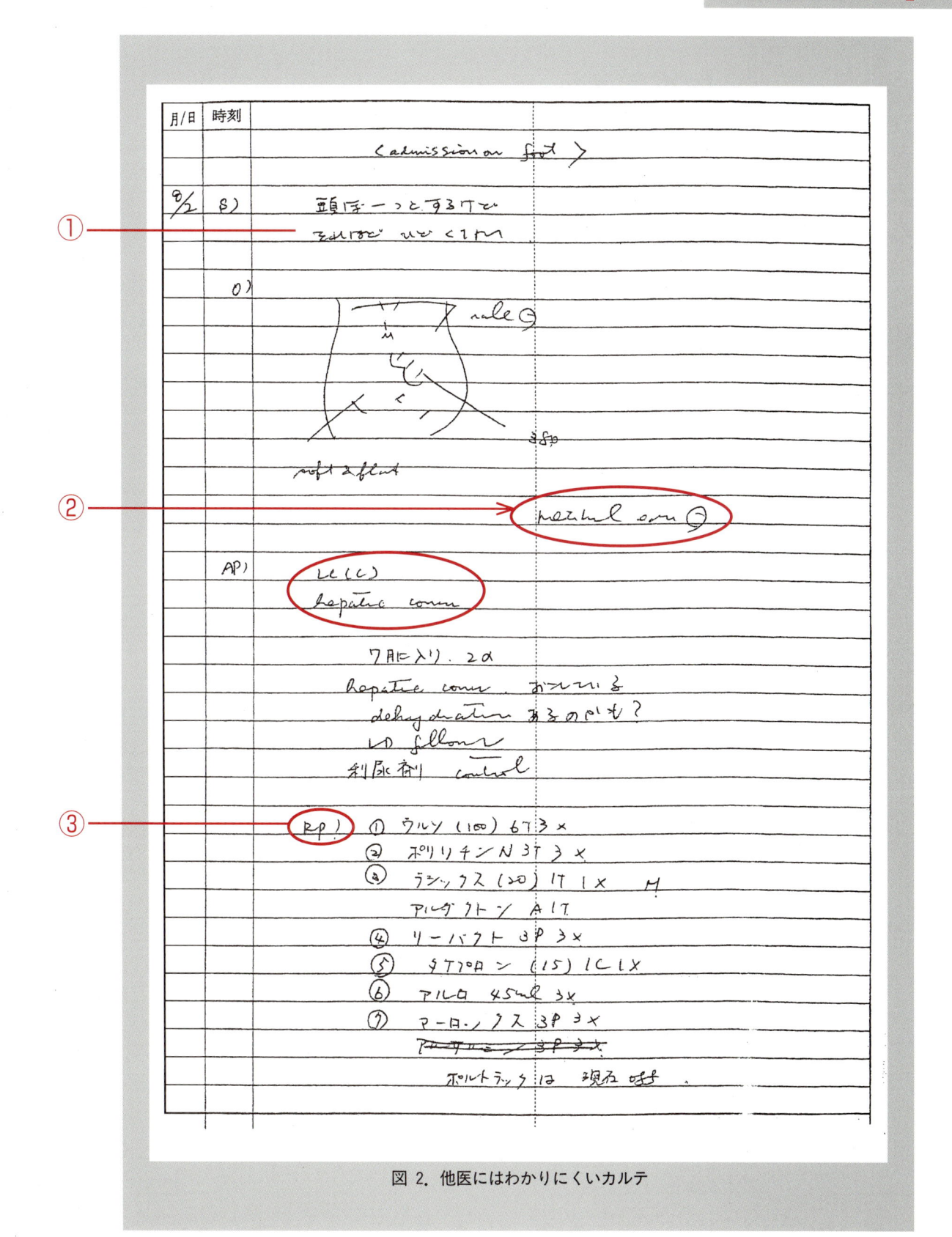

図 2. 他医にはわかりにくいカルテ

2 矛盾の解決法

1．科学的文章を書く力をつける。時系列・定量化の表現を工夫する。

2．パソコンで日本語を書く。

　パソコンで書くのは「手書きで字を書く」というこれまでの言語生活を根本的に変えることである（読売新聞　2002年1月31日による）。今の日本語がパソコンのために乱れているということはあちこちで指摘されている。その原因は「テレビ・ラジオなどが悪い影響を与えている（70％）のである。パソコンで文章を書く人は46％である。年代別にみると「ある」は50歳以上では半数以下だが40歳台では60％になっている。サラリーマンでは管理・専門職（88％）となっている。パソコンの普及の影響では「漢字を忘れるようになった」が52％、「辞書を引かなくなった」は47％となっている。「手軽に文章を書けるようになった」30％、「字の上手・下手を気にしなくなった」15％、「書く力が向上した」7％。手紙の書き方にしても「改まった手紙を書く自信がない」が20歳台で21％・40歳台で49％である。したがってパソコンを使うようになることはそれに伴う弊害も存在する。①手書きの字は読みとり難い。いわゆる手馴れた字ほど読み難い。筆者自身でも日常診療の中で自分の書いた字や数字があとで判読するのに苦労することが多い。②診断書を書く時にパソコン書きの手書きとを対比しての利点は次の通りである。③定まった様式の用紙に自由に選択できる用語・文面（これをコンピューターではテンプレート方式という）を使用すれば容易・簡単・迅速に書類を作成できる。筆者自身例えばこの本を便利なパソコンで書いているからこそ作成できると思っている。これを手書きで書くならば本の出版自体を諦めざるを得ない。第一今では雑誌・本の原稿はすべてパソコンでなくては出版社も受け取ってくれないのである。④原稿の加筆・訂正を厭わずにできる。⑤記録の保存やあとでの取り出しが簡単である。⑥紹介状にしてもパソコンで書かれているとホッとする。読む方は読みやすい字で定型的にかかれているので読みやすいのである。

　一般に50歳以上の人はパソコン・インターネット・E-mailには乗り遅れてしまっている。人ごとながら医師会で急速に推進しようとしている医療のIT化はこれらの基本的技術なしにできないはずである。50歳以上の医師はいったいどうやって時代の流れについていくのだろうか？　この世代の医師たちに聞くと10年やそこらは医療のIT化は到底無理だろうから安心しているという返事が返ってくる。しかし40歳以下は既にIT時代の時代の申し子になっている。

3．外国語では日本人の心は書けない

　①日本で医療をしている医師でドイツ語・英語で診療録を書けている人に出会ったことはない。第一外国語で日本人の心・悩み・問題を書けるとは思わない。また診療録を母国語と外国語とをごちゃまぜにして書くという従来の悪しき慣行は異常としかいいようがない。「何となくボケーっとしている。ボチボチでんな。まあまあ問題はその辺でしょう。背中がいたがゆい」などという日本語独特の曖昧な表現をいったい英語で何と表現するのであろうか？　私のこれまでに接してきた医師のうちでそれが十分にできるほどの外国語を自由に操れる能力を有する医師がいるとは到底思えない。確かに医

療は外来文化である・英語は日本語よりも論理的である・字を書くのが楽である・省略語が便利であるなどのために特に英語を日本語と交えて使っているのであろう。英語と日本語をごちゃまぜにして書くとは何を表現しているのであろうか？　思想の混乱を表していると思う。

　②一歩下がって英語混じりに書くとしても正しい英語を使うべきであろう。ムンテラ・オペ・アッペ・ワイセなどと医師自体が定義すらわからない日本製外国語(?)は使うべきではない。もともと英語にしても不得意な医師が多いのではないか？

　③診療録は日本語で書くべきである。患者が自分の抱えている問題を喜怒哀楽を込めて語るのを書くには日本語でなければ誰も書けまい。しかし問題は日本語を書くのが不得意な医師が多いことである。もともと数学・物理という医師になって必要としない教科が優秀で国語という医師になって必須な教科が不得意な学生を医学校ではいまだに選択して入学させている。医学校での教育はさらにこれを助長しているという不可解な教育制度の中で育ってきた医師にある日突然診療録を美しい日本語で理路整然と書けと求めること自体無理難題であろう。医師はこの誤って育ってきた教育環境について自己反省と自己改革が必要であろう。診療録を英語混じりにしないと患者が病名などを知るから困るのではないか？　という的外れな指摘をよく受ける。この現象はお経が書かれた元の古代サンスクリット語をまったく解しない僧侶が何やらサンスクリットもどきのわからぬ判じ文字で書かれているお経を読み信者も何を僧侶がいっているかわからないけどありがたがる奇妙な現象に似ている。時代錯誤もはなはだしいと言わざるを得ない。患者の個人的情報の保持には別の対策・工夫を講ずるべきである。

参考文献

1. 田村康二：働くための英語．泉書房，2001．
2. 高田誠二：計る・測る・量る．ブルー・バックス，1981．

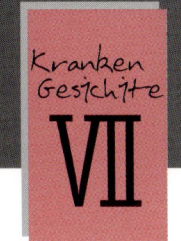

VII 医師の診療能力には限界がある

　医師の診療の能力には誰でも自から限界がある。この限界を超えて自己中心的な医療行為をしてはならない。そこでいかにするか？　が常に問われる。この問題を抱えた場合には他の医師・診療機関と相談することになる。病病・病診・診診連携が必要である。
　この連携を円滑に行うには診療録や検査資料を呈示して相談する。多くの場合紹介状を書いて診療依頼をする。ここで相手が理解しやすい依頼状が必要になる。

1 実例の原則との矛盾

症例・図1　救急車で搬送されてきた救急患者の紹介状

　納得のいく緊急患者。狭心痛があり発作時にECGに一過性の心筋虚血の異常所見があれば本例のように冠血行再建術が可能な施設に直ちに緊急に転送しなければならない。ついでに加えれば例えECG所見がなくとも狭心痛があれば搬送する。緊急に患者を搬送すべきか否か？　は医師の技量のうちにある。
　内容から推察すると異型狭心症を疑わせる。それはともかく本項目の原則に忠実な例である。ここに敢えて挙げた理由は手書きでも十分に意は伝わっている点である。

症例・図2　わかりやすくて助かる紹介状

　実に簡潔にして要を得ている紹介状である。このような書状を頂くと紹介された側は助かる。パソコンでの紹介状は読みやすい。症例1のように手書きで読みやすい書状もあるが一般には手書きは読み難い。紹介状のためのソフトもいろいろ使用可能である。この活用が紹介状を書きやすくしているので奨めたい。

図 1. 救急車で搬送されてきた救急患者の紹介状

医療情報

平成13年8月11日　かかりつけ医　▉▉▉▉▉

患者：　▉▉▉▉▉▉　様　男　78歳　大正12年4月20日生
住所：　▉▉▉▉▉▉▉▉▉▉

病名：
#1：高血圧
#2：高血圧性脳出血（左頭頂葉皮質下出血、S63/10/25、右下肢麻痺、保存的治療、歩行可能）
#3：多発性脳梗塞（H12/07 頃、記銘力低下、問題行動、日常生活混乱→悪化傾向）
#4：前立腺肥大、神経因性膀胱（H13/04 から持続膀胱カテーテル）

感染症：
HBs 抗原、HCV 抗体、Wa-R、TPHA、MRSA、結核は当院未検であるが、入院時等で指摘ないこと経過から（－）の判断。感染性皮膚疾患はなし。

現在の投薬：
レニベース(5)1T　分1アサ/グラマリール(25)3T　ストミラーゼ3C　分3毎食後
セパミットR(10)2C　分2アサ・ユウ/ラックB　3g　分3毎食後

定期的処置：
1/2W のフォーレ交換

経過概略：
S63/10/25 右下肢麻痺で発症し、10/29 ▉▉▉▉▉▉▉▉▉▉▉ にて#2lt parietal subcortical hemorrhage の確認、軽症のため外来保存的治療。その後通院していたが、H12/07 頃から痴呆症状出現し#3multiple lacunar infarction による vascular dmentia の診断。Medication 調整にて通院継続。H11 から排尿障害にて同院泌尿器科にて#4の診断を受けていたが、H13/04 尿閉となり持続膀胱カテーテルとなった。
痴呆・問題行動時々の高齢者が病院2科通院が大変なため、2科より紹介を受け、H13/07 から当院訪問診療となった。

図 2. わかりやすくて助かる紹介状

2　矛盾の解決法

1　対診・紹介・検討会の記載

　例えば狭心症・急性心筋梗塞を疑ったらPTCAができる施設に5時間以内には搬送しなければ医師はいまや医療責任を問われる。筆者がある医師会の学術講演に際して「先生方！　心筋梗塞を疑ったらご自身で患者を診ないで下さい。診たら患者を殺すことになりかねません。今ではPTCAのできる施設が各所にあるのですからそこへ患者を緊急に搬送して下さい！」といったら某医が「そんなことをしたらわれわれ開業医は飯の食いあげになる！」と反論されたのには啞然とした思い出がある。医療は単なるビジネスではないはずである。

　チーム医療というシステムが大切である。既に医師間の連携が診診・病診・病病という関係でできあがってきている。医師と他の医療の専門従事者との連携もチーム医療として発展してきている。対診・紹介・症例検討会がようやくわが国でも根づいてきた。

　ヒポクラテスの時代には医師の診ている患者が死亡すると遺族一族が医師のせいにして石を投げつけて殺すという事件が続発した。そこでヒポクラテスは症例検討会を開いて医師の行っている医療行為が普遍性妥当性があることを常に立証して医師の生命・名誉・地位を守ろうとした。これが今日の対診・回診・検討会の始まりである。回診・症例検討会の記載を正確にしておくことは自分のしている医療が妥当であることを立証するのに極めて大切である。特に自分とは違う意見の記載と自己の妥当性の検討結果は記載しなければいけない。

2　セカンド・オピニオン

　患者側から自分の受けている医療の妥当性の立証を求めてセカンド・オピニオンを聴くことも普及してきた。病気や怪我に際しては誰もが一番頼りになる医師に診てもらいたいと希望している。これに対して医師は誰でも万能ではあり得ない。己の力量を超えた医療行為をすると誤診や治療ミスになりかねない。何しろ今では医師同士にしても互いに本当にどのような臨床的力量があるかを量りかねているからである。昨今では大学病院の臨床系教授選考にあたっては研究業績はもとより臨床的能力が評価の対象になってきている。しかし臨床的能力の評価は欧米と違って診療の他流試合をしない日本的な風潮からいまだに極めて難しい。選考された教授が専門的診療能力に欠けていたという例はいまだに決して少なくない。それほどに判定に必要な資料が乏しいのである。

　ましてや患者が自分のかかっている医師の臨床的能力を判定する物差しが肝心の医師側からは示されていない。そのために近年「賢い患者」を目指して「セカンド・オピニオン」の普及と患者の自立を求める市民運動・患者熟が盛んになってきている。医師側もこの求めには書類を整えて率直に答えていかねばならない。この行為を円滑にするには普遍化された・他に人々が同時に書き込める・他の人々も容易に理解できるような診療録を日頃から書いておく必要がある。

インシデント　レポート　（速報）

提出日　平成　　年　　月　　日　　　　　　　　記入方法；該当するものに○印

患者	診療科		□入院（　　病棟）　□外来	報告者	職種	
	氏　名		年齢　　　歳　1男　2女		職歴　　　　　　年	
	傷病名		入院日　　年　月　日			

I 発生日時	平成　　年　　月　　日（　）　□午前　□午後　　時　　分
II 発生場所	1病室　2集中治療室　3透析室　4リハビリ室　5手術室　6トイレ　7洗面所　8浴室　9階段　10廊下・ホール　11検査科　12放射線科　13薬剤科　14外来　15喫煙室　16売店　17病院の周囲　18エレベーター・エスカレーター　19外出・外泊中　20その他

III 内容	1 薬物 2 輸血	1点滴　2静注　3筋注　4皮下注　5皮内注　6経口薬　7経管投与　8外用薬　9麻薬　10その他（　　　　）
		【誤内容】a処方・指示ﾐｽ　bｶﾙﾃ記入ﾐｽ　c誤調剤　d投与量　e投与薬　f投与時間　g投与方法　h投与忘れ　i人違い　j飲み忘れ・飲み違い　k点滴もれ　l点滴忘れ　m点滴速度　n点滴順番間違え　o神経損傷　p感染　q副作用　r異型輸血　sME機器の操作ミス　tその他（　　　）
	3 手術 4 麻酔 5 検査 6 処置 7 診察	1生理検査　2X線　3CT　4MRI　5RI　6放射治療　7内視鏡　8採血・採尿　9IVH　10尿道カテ　11レスピレーター管理　12ギプス　13アンギオ（心，脳，その他）　14罨法　15その他（　　）
		【誤内容】a人違い　b部位違い　c操作ミス　d清潔区域汚染　e f手術体位　f実施忘れ　g損傷（神経・血管・皮膚・その他）　h感染　i針紛失　jガーゼ紛失　k器具紛失（　　　　）lガーゼ・器具の体内残留　m器具・設備トラブル　n手術・検査申込書部位等記入間違い　o同意未確認　p同意書不完全　qその他（　　　）
	8 自己抜去 9 事故抜去	1挿管チューブ　2Aライン　3IVH　4点滴　5ドレーン類　6胃管　7尿道カテ　8その他（　　　　　　　　　　）
	10 転倒 11 転落	1自力歩行　2補装具で歩行　3車椅子使用　4ストレッチャー移動　5診療・検査　6リハビリ　7入浴　8排便・排尿　9ベット　その他（　　　）
	12 不明	
	13 食事	1誤指示　2誤配膳　3未配膳　4遅配膳　5異物混入　6食物や飲み込み物を患者にこぼした　7窒息・誤嚥　8食事中　9その他（　　　）
	14 接遇 15 その他	1診療拒否　2無断離院　3自己退院　4盗難・紛失　5自傷　6暴行　7暴言　8患者間のトラブル　9訪問者による乱暴　10院内器具設備の破壊　11診療中のトラブル　12電話での応対トラブル　13窓口でのトラブル（　　　）15その他（　　　）

IV 生命への危険	1ない　2低い　3可能性あり　4高い　5きわめて高い　6死亡
V 患者の信頼度	1損なわない　2余り損なわない　3少し損なう　4大きく損なう

報告　　婦長　　主治医　　当直医　　所属長　　　　　　（報告時間：　　時　　分）

図3．インシデント・レポート（速報）（立川メディカルセンター資料）

転倒・転落事故報告書

医療法人　立川メディカルセンター

提出日　平成　年　月　日

報告書	部署名		職名		経験年数	年　ヶ月	氏名	
患者氏名		□男□女, 年齢　歳（　ヶ月）		□入院□外来		病名		
発生場所	□病室　□廊下　□外来（処置室含む）　□トイレ　□視覚洗面所　□浴室　□手術室 □ICU・CCU　□放射線　□検査室　□エスカレーター　□その他(　　　　　　　)							
発生日時	平成　年　月　日（　）午前・午後　時　分							
発見日時	平成　年　月　日（　）午前・午後　時　分							
上司への報告（□有□無）	平成　年　月　日（　）午前・午後　時　分							
入院月日 平成　年　月　日	転棟　□有（　／　）　□無			転室　□有（　／　）　□無				
発生時の状況	1．ベッド　2．布団（床に敷いていた）　3．車椅子 4．ポータブルトイレ　5．ベッドサイドで尿器を使用　6．杖使用 7．点滴スタンド　8．その他(　　　　　　　　　　　　　　　　　　)							
行動のきっかけ	1．排泄　2．物を取ろうとして　3．寝返り　4．不穏状態 5．不明　6．その他(　　　　　　　　　　　　　　　　　　)							
事故原因	1．ベッド柵がない　2．ベッド柵を乗り越えた 3．ベッド柵の不足（片側にしかなかった）　4．ベッド柵を患者がはずした 5．抑制をはずした　6．眠剤を飲んだ　7．下剤を飲んだ　8．滑った 9．つまづいた　10．運動機能障害（麻痺，筋力低下，拘縮）　11．痴呆 12．視力障害　13．平衡感覚障害 14．その他(　　　　　　　　　　　　　　　)							
安静度	1．ベッド上安静　2．ADL（　　　　　　　　　　　　　　　　　　）							
受傷部位	1．有（部位：　　　　　　　　　　　　　　　）　2．無 （程度：打撲，切傷，皮膚剥離，出血，縫合，捻挫，骨折）							
事故後の診察	1．診察のみ　2．検査(X-P，CT，その他)　3．処置(湿布，消毒，縫合，その他) 4．手術　5．継続的観察							
転倒転落の予測	1．予測していた（□対策を立てていた，□対策を立てていない） 2．予測していない							
勤務帯の状況	□日勤　□中勤　□深夜勤　□当直　□日直　□時間外 1．かなり忙しい　2．忙しい　3．ゆとりがある　4．かなりゆとりがある							
発見時の状況と患者の訴え（具体的に）								
今後の対策								

所属長氏名 _____

図 4．転倒・転落事故報告書

Ⅶ／医師の診療能力には限界がある

インシデント・アクシデントレポート

提出日　平成　　年　　月　　日　　　　　　　　　　　　医療法人　　立川メディカルセンター

□当事者□発見者	部署名		職名		経験年数	年　ヶ月	氏名	

患者氏名		□男□女, 年齢　　歳（　ヶ月）　□入院□外来　病名	

発生場所	□病棟（　　　　）□外来（　　　　）□救急室　□手術室　□ICU・CCU　□放射線 □検査室　□内視鏡　□薬局　□分娩室　□受付・会計　□その他（　　　　　　）
発　生　日　時	平成　　　年　　月　　　日（　）午前・午後　　　時　　分
発　見　日　時	平成　　　年　　月　　　日（　）午前・午後　　　時　　分
上司への報告（□有□無）	平成　　　年　　月　　　日（　）午前・午後　　　時　　分
行　　　　　為	1．注射　2．内服　3．輸血　4．麻薬　5．検査　6．処置　7．食事 8．機材類　9．生活環境　10．対応　11．その他（　　　　　　　　）
種　　　類 （複数回答可） ＊発見者は記 入の必要なし	1．患者誤認　2．種類誤認　3．量誤認　4．時間誤認　5．方法誤認（ルート，速度） 6．機器・設備の操作ミス　7．機器・設備のトラブル　8．ルートトラブル（点滴，チューブ，ドレーン，自己抜去）9．指示未実施　10．連絡・連携ミス 11．異物遺残　12．接遇のトラブル　13．検体・データの紛失・破損 14．事務的ミス（入力・予約など）15．その他（　　　　　　　　　）
事故の原因 （複数回答可） ＊発見者は記 入の必要なし	1．思い込み　2．不注意　3．知識不足　4．経験不足 5．スタッフ間の意思疎通・連絡・連携が不十分　6．患者の状態把握不足 7．患者・家族への説明・指導・教育が不適切・不十分 8．医師指示ミス（口頭指示含む）　9．設備の要因による 10．患者側の要因による　11．不可抗力　12．その他（　　　　　　　）
事故発生の経過 （事実のみを記載） ＊経過を具体的に 記入	
事故への対応と 　その後の経過 （今後の対策など も記入する）	
その時の 自分の健康状態 （複数回答可） ＊発見者は記入の 必要なし	身体面　1．普通　2．何か苦痛があった　3．睡眠不足 　　　　4．その他（　　　　　　　　　　　　　　　　） 精神面　1．普通　2．気分が沈んでいた　3．イライラしていた 　　　　4．集中力がなかった　5．不安であった　6．心配事があった 　　　　7．よく眠れない　8．決断がつかない　9．焦ってしまっていた 　　　　10．その他（　　　　　　　　　　　　　　　　　　　）
その時の職場状況 ＊発見者は記入の 必要なし	□日勤　□中勤　□深夜勤　□当直　□時間外 1．かなり忙しい　2．忙しい　3．ゆとりがある　4．かなりゆとりがある

所属長氏名　　　　　　　　　　　　　　

図5．インシデント・アクシデントレポート

3 インフォームド・コンセント

医療の選択・決定権はあくまでも患者側にある。そこでインフォームド・コンセントなる考え方が強調されるようになってきた。

4 1患者・1カルテ・1地域

患者ごとに1カルテにして一元的に扱えるようにする。診診・病診・病病の連携が必要である。保険制度上も特定機能病院・地域支援病院・慢性病院と機能別に分かれてきている。

国立国際医療センターが中心になって新宿区医師会の包括的地域ケアシステムが既にこの考え方で平成10年度より機能している。この考え方と方法が広がれば全国的な横の連帯システムができあがってくる。さらには縦の情報としては1個人についてゆりかごから墓場までの健康情報を管理していくことも漸くわが国でも可能になりつつある。

5 インシデント・レポート

インシデント事例の要因についていまだに個人の問題と考える医師が多い。しかし「しっかりせよ！」の精神主義だけでは自ずから限界がある。このような医師の医療機関全体のシステム全体を見直すということへの乏しい発想自体が問題である(厚生労働省のインシデント収集事例事業報告．日本医事新報, 2002)。

インシデント・レポート用紙で筆者の施設で用いている用紙を参考までに示す。インシデント・レポート(速報)の用紙(図3)・転倒・転落事故報告書(図4)・インシデント・アクシデントレポート(図5)をそれぞれに示す。

インシデント事例の発生状況の厚生労働省の解析結果を参考までに示す。
1．午前10〜11時に多い。
2．病室が多い。
3．発見者は6割以上が本人でない。
4．看護師と未熟な医師に多い。
5．処方・与薬で多い。
6．発生要因は6割以上が確認不十分。
7．間違いが起きる前に発見されたのは約4割。

参考文献
1．秋山昌範：ITで可能になる患者中心の医療(20)．日本医事新報 No 4056, 2002.
2．田村康二：ここが気になる医者のコトバ．青春出版, 2001.

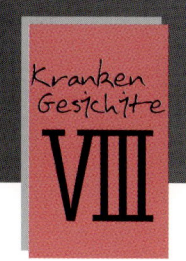

VIII 診療は一般的な医療水準を下回ってはいけない

　医者はピンからキリまであるから例えば医療裁判になると問題の医療行為がその当時の医療事情に照らして一般的な医療水準を越えているのを証明しなくてはいけない。筆者がこれまでに裁判の鑑定人を引き受けた経験から「一般的な医療水準」という水準をどう決めるかが難問となってくる。しかし医師の医療行為の妥当性を証明するには何らかの水準を決めざるを得ない。そこで常に一般的水準を下回ることのないような努力が求められている。筆者の同級生くらいになると胸部レ線像・ECGなどはたとえ内科医でも誤診によるこれまでの栄光と財産を失うのではないかと恐れて撮らなくなっている。60～65歳で医師をやめる友人も出始めている。この診療回避の傾向は米国の先例にならって日本でも今後ますます強まっていくであろう。一線の臨床医が常に一般的医療水準に遅れずついていくのは決してたやすくはないからである。

1 実例の原則との矛盾

症例・図1 この記録が読めるのが一般的な水準か？

　消化器専門医の入院総括である。例えば消化器の専門医でない医師もこれくらいの診療録は読めなくては一般的水準に達していないのであろうか？　因みに筆者は読み取れない。専門家なら読み取れるのであろうか？　今後の検討課題である。

17・翻訳しながら

　「文章作法とか文例とかいうものにとらわれないこと－これを私は読者にすすめたい。それから、なるべくわかりやすく書くこと。"文体は経済である"これも誰か西洋人の言葉である。なるべく少ない言葉で、自分の言いたいことを読者に伝えること－これは紙と活字の節約であるだけでなく、読む側に一種の快感を生むから、結局得だ、と思う。それは外国文学の翻訳一つまり横のものを縦に直すことで、苦労しているうちに習得して行ったものだった（大岡昇平：私の文章修行．朝日選書）

　著者の注：土着の日本人で日本語は拙いが英語は上手だというヒトに会ったことはない。日本語が巧みで英語でも自己表現できるヒトはカルテや本を書いても一流である。

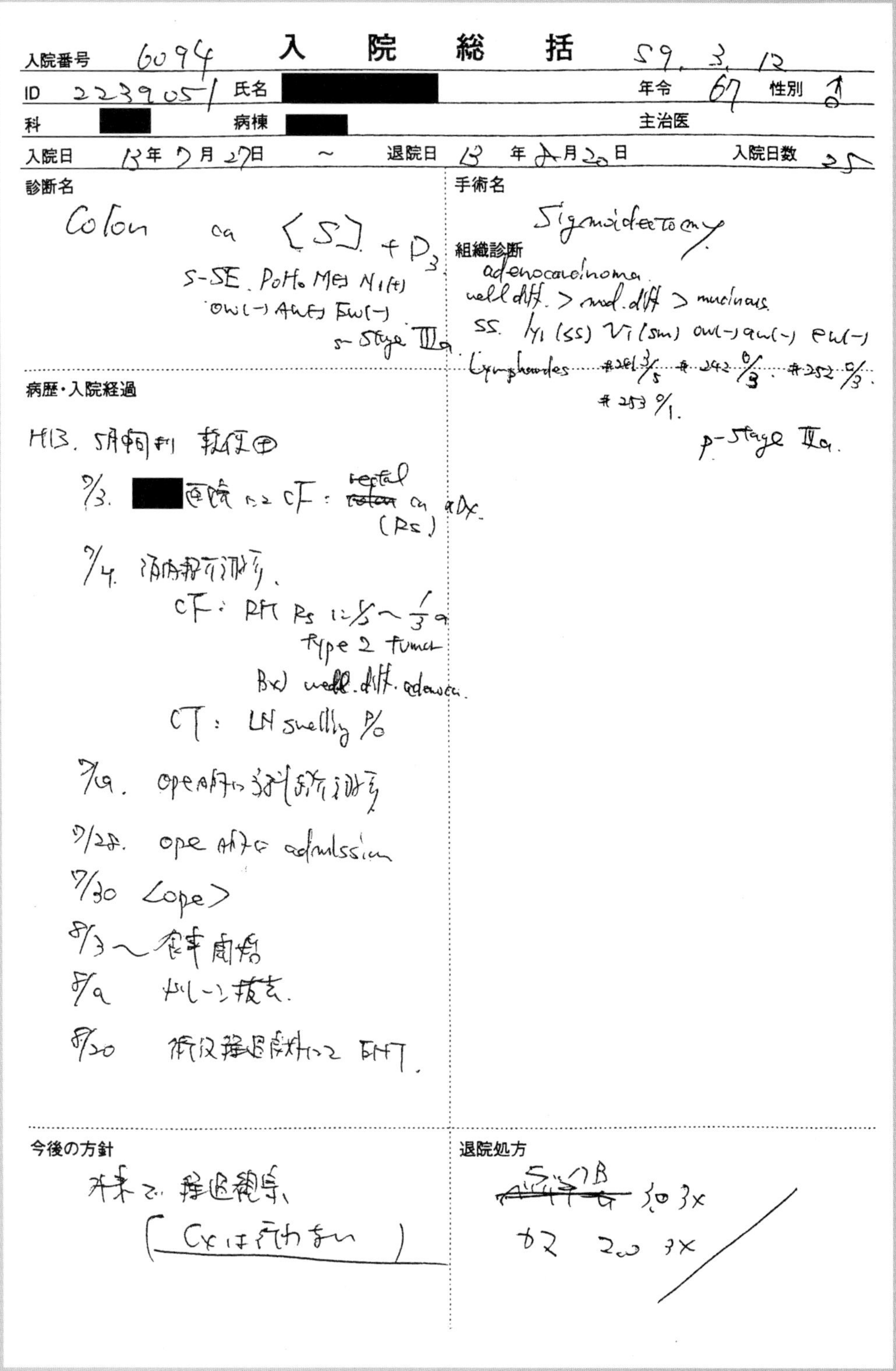

図 1. この記録が読めるのが一般的水準の能力か？

2 矛盾の解決法

1 医療の一般的水準

　一般的水準とは例えば日本医師会雑誌・地区医師会の学術講演会・医師会員に配布される学術資料・日本医事新報に代表される一般的医学雑誌・今日の治療指針（医学書院）に代表される医学書に記載されている水準の医療内容を指していると筆者は理解している。これらの情報に絶えず追いついていかねば医療行為はできない。

2 第三者評価

　診療内容の評価は第三者に委ねるのが妥当である。そこで医療機関の第三者評価を行い医療機関が質の高い医療サービスを提供してゆくための支援を目的とする第三者機構が設立されている。財団法人日本医療機関評価機構がそれである。医療機関の機能を学術的な観点から中立な立場で評価して問題点の改善を支援するために設立された。この機構による評価と提言は医療内容を向上されるには有用である。

3 医療の国際化

　日本が急速に国際化しているので医療もまた国際化せざるを得ない。日本人の海外旅行者は1,781万人（2000年）となっている。これらの旅行者には求めに応じて「病状紹介状」「携行薬剤証明書」を書く必要がある。国内旅行でも慢性患者は「病状紹介状」が時に必要になってくる。外国からの旅行者・労働者は急増している。これらの医療の国際化に素早く対応できるように準備しておく必要がある。

参考文献

田村康二：シニアのための快適旅行術．洋泉社，東京，2001．

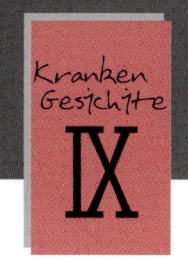

診療を常に改善し効率化する

診療行為・内容を改善し効率化するのは当たりまえである。誰でも日夜そのために腐心しているのである。

1 実例の原則との矛盾

症例・図1　開業医は忙しくてこれ以上は書けない

　ある地区の医師会で診療録の書き方を講演した折に出席された医師から質問があった。「私の1診療録を見て下さい。1日70人もの患者を診なくてはいけない状態である。懸命に努めてはいるがこれ以上詳しく書けといわれても私には限界である。どうしたらよいと考えるか？」とのお尋ねがあった。

　本例の初診時診断は肺炎の疑い・非活動性肺結核の疑いである。ところでこの診療録は真に簡にして要を得ている。だから主治医のお尋ねの答えには窮してしまった。答えは診療の効率化を図るほかはあるまい。

　大学病院で勤務していたときには「あなたは大学で殿様診療をしているから診療録を十分に時間をかけて書けるのではないか？　開業医の実情をおわかりか？　開業医ではそうはいかないのだ！」とある医師に反論された。これに対しても筆者は咄嗟に答えられなかった。おっしゃる通りだと思ったからである。漸く出した答えは診療の効率化である。

現症　身長170.8cm　体重（現在 50.0kg，既往　　kg，　　頃）　体温　　℃

血圧（右）　　mmHg　（左）　　mmHg

脈拍　　／分（整・不整）　呼吸　　／分（整・不整）

顔面　眼瞼　貧血（－・＋）　眼球黄疸（－・＋）
咽頭　発赤（－・＋）　扁桃腫大（－・＋）

頸部　頸静脈怒張（－・＋）　血管雑音（－・＋）
リンパ節腫大（－・＋）　甲状腺腫（－・＋）

胸部

心

肺

乳房

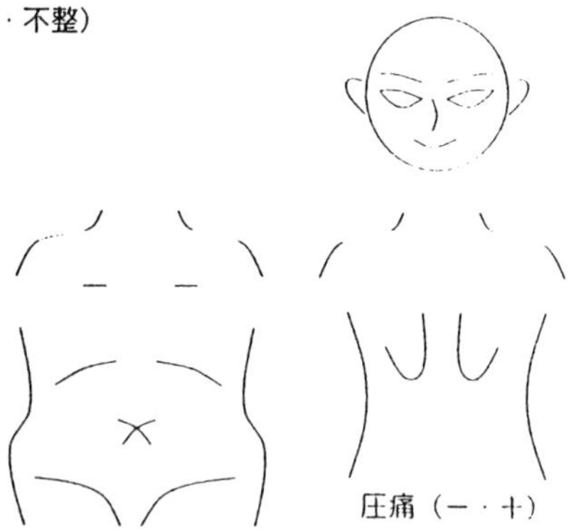

圧痛（－・＋）

腹部　（平坦，膨隆）

肝　腫大（－・＋）　脾腫大（－・＋）　腎腫大（－・＋）　腫瘤（－・＋）

腸雑音

直腸指診

四肢　下腿浮腫（＋・－）　足背浮腫（＋・－）　静脈瘤（＋・－）　バチ状指（＋・－）
チアノーゼ（＋・－）

末梢動脈拍：大腿動脈（＋・－），足背動脈（＋・－），後脛骨動脈（＋・－）

神経　知覚傷害　　運動異常

主訴　8/20 初診時の問診

現病歴

さまざまな心配が重なっていたので、7月中旬感冒。その後すっきりしない

この10日ほど38℃の高熱が続いている

全身 咳たんあり　（[illegible]）

現在 fatigue (−)

既往歴　①心疾患　②肝疾患　③腎疾患　④糖尿病　⑤高血圧　⑥胃潰瘍

アレルギー　　喫煙　本/日×　年，　妊娠

家族歴

図 1．1 日 70 人の外来患者を診ていると記載が十分にできない。いかがしたらよいか？

IX／診療を常に改善し効率化する

#:問題　S:自覚症状　O:他覚症状　A:考按　P:計画　G:指導

月日	原因・主要症状・経過等	処方・手術・処置等

13.8.20.　　38.0°　　初診

検尿．蛋(−)糖(−)
PH 5　ウロ
沈査　赤　白　扁

larynx　n.p
neck　n.p
chest　n.p

X-P　ST-A

20K[2 20A

トランシン 40.1g

処方箋

ジスロマック 250　3
　　　　　　　1×3

メジコン 6
ビソルボン 3
セルベックス 2

ニフラン L 10ℓ

検痰(痰)容器 ツタン 1y
(1回目)

13.8.21

gaffky Ⅱ ←　再診・外来管理加算
　　　　　　結核菌 LPCR を含む
　　　　　　塗抹・培養

13.8.21
13.8.22　　　　　　再診・外来管理加算　②
ガフキーⅡ 今のび　　結核菌　一般細菌
PCRにて抗酸菌出ると　塗抹　培養
セセ 一般菌＋今のび
3点各にて入院をすすめる　　　PPD施行　8:40ア

図1. 続き

2　矛盾の解決法

　忙しくて時間がないに答えたい。1日なるべく多くの患者を診ていこうとするのが医師である。旧約聖書にある教えはイスラエルの民が「神様！　汗水たらしてひたすら働いているのに何故私は金持ちなれないのでしょうか？」神は答えて曰く「働けばみんな金持ちになるならこんな簡単なことはない。そうはならないから信心と創意工夫が必要だ」。診療の改善と効率化には知恵が必要である。競争社会では知恵者が勝利するのである。

1 医療情報の効率化を計る

１．知恵を育てない教育・研修を自ら改める。
２．医療情報を知る。いち早く・正確に・科学的に知る。
　a）速読術・速聴術・速記術・記憶術(渡辺剛洋：記憶術．ひかりのくに社，1990)を会得する。
　b）インターネット・E-mail を駆使する。

　仮にインドネシアの名勝地バリ島へ行くとしたらあなたはどうやって宿を選びますか？　インターネットでバリを検索して宿の名前、例えば　ホテルのホーム・ページからホテル側の情報が得られる。次いで利用者の口コミがインターネット上に次のように出てくる。

　　　ホテル：ザ・レギヤンについての―ズバリ！　泊まった人の感想―
　　・20代・女性・東京・
　　　感想：ホテルスタッフは最高です。どんなリクエストにも耳を傾けてくれます。・・・
　　・30代・女性・東京
　　　感想：最上階からの眺望は素晴らしかったので4階であればステューディオでもベターだと
　　　　　思います。・・・

　このホテルの選択と同じように医療機関や医師についてのインターネットができつつある。患者はこれまでも世間の風評で医師、診療機関を選択してきた。その風評がインターネット上に誰の目にも明らかに現われていて、しかも誰もがいつでも利用できる時代になってきた。これは医療上ではたいへんな変化である。この間スポーツ・センターのサウナでの話である。「A先生に脚の具合が悪くって診てもらったんだよ。具合の悪いところをA先生は押しながら痛みますか？　と聞かれたんだ。引っ張られるような感じがしますって答えたらA先生は痛いか痛くないかを聞いているんだ！　とこういう具合だったんだ。私はもうA先生には診てもらいたくないよ！」すると聞き手は「あのA先生はそういう評判なんだ。だから私も何かあっても診てもらう気はしないね」こういう類いの情報がどんどんインターネット上に公開されるようになってくると医療はどうなるのであろうか？　インターネット上の医療情報や医療事故市民オンブズマンは花盛りである。医師もインターネット・e-mail を積極

的に駆使する時代である。

3．コンピューター・IT化

　a）電子カルテ／システムの効果

　電子カルテの定義はいまだ定まっていない。その形態もオーダリングシステムによる指示の電子的入力に加えて、①すべてをキーボードやマウスなどで入力する形、②紙に記載された文・絵などをスキャナーで取り込む形、などがある。厚生労働省は診療録の「電子的保存」の承認をしただけである。したがって完全な意味での電子化されたカルテはいまだない。まずは手書きのカルテを書ける能力の習得が必要である。

　電子カルテの利点としては次の項目がある。

- 最新の医療情報へのアクセスによる診療
- 患者データの一元化・共有化・情報の解析などによる新たな臨床上の根拠の創出
- 医用画像管理システムの導入によるフィルムなどの経費削減
- 適切な情報管理・検索、目的に沿った情報の加工が容易になる。インフォームド・コンセント、セカンド・オピニオンに役立つ。
- 医療機関内・医療機関間・他の関係機関との情報ネットワーク化
- 経営分析システムの構築
- 医療事故防止対策へのシステム支援

4．Evidence Based Medicine についていく。特に英語情報についていく。

　a）診断の効率化を計る。

- 患者の健康・病状日誌を活用する。
- 規格化された問診表を使う。
- 診療録用紙を工夫する。
- 診断基準・診断手順のフロー・チャートを使う。
- 検査のチェック・リストを使う。
- 在宅のモニター装置を活用する。

　b）治療を効率化する。

- 薬は300種類あればよい（世界保健機構（著），浜　六郎・別府宏圀（訳）：世界のエッセンセンシア・ドラッグ．三省堂，2000）
- 治療の各種ガイド・ラインに従う。
- クリティカル・パスを使う（定額医療に備える）

　c）患者教育を計る。

- 各種教育資材を使う。
- 集団への健康教育をする。

　d）経営の効率化を計る。経営コンサルタントに相談する。

e）電算化・IT を以下の効用を考えて計る。
- 医療における電算化の効用
  - 医療の効率化は増大する国民医療費を抑え健保財政を改善する
  - レセプトの電算処理
  - 医師の医療内容の質の向上と効率化
  - 患者サービスの向上などがあげられる。そこで既に電算化への道はできている
- オーダリング・システムの効用
  - 患者データの一元化・共有化
  - 物流管理による経費の節減
- レセプト電算処理システムの効用
  - 診療報酬の請求・審査支払い事務の効率化
  - インフォームド・コンセント
  - 転記・解釈間違いのミスを防ぐ
- 診療予約
  - 予防注射をワクチン別に予約
- レセコン
- 電子掲示
- 患者のメリット
  - 予約
  - 待ち時間解消
  - 空き状態
  - 患者が利用・理解しやすい表示

参考文献

1. 牧　潤二：電子カルテ導入実践ガイド．医学芸術社，東京，2002．
2. 小林寛伊：診療録電子化への道．照林社，東京，2001．

X

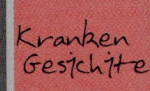

Kranken Geschite

医師は誰でも診療過誤を為しうる。しかし過誤はデタラメには生じない。日頃の診療録の整備がこれを防ぐ

1 実例の原則との矛盾

筆者の長年の友人の医師から手紙をもらった。

「前略　貴兄の診療録の書き方についての講演をきいて意を強くした・・・実は先年に麻疹後脳炎になった患者の家族から子どもが障害児となった責任を問われて訴訟になった・・・訴訟金額は5,000万円であった・・・5年間裁判で争った。麻疹から脳炎に至る経過は詳細に記入しておいた。これが認められて勝訴した。診療録に書いた一行はなんと100万円に相当した。貴兄のいう通り診療録に必要事項を記入しておくことの大切を身にしみて実感した。昨日のわが身が明日の人の身になればと思い筆をとった。・・・」

①この例は診療録にある記載事項が裁判で身の潔白を証明できる証拠になった。今や裁判になっても大丈夫なように日頃から医師も構えていなくてはならない。しかしそれが医療行為を正しく発展させる源にもなる。

②自分が医療事故を起こす・医療裁判の被告になるなどということは多くの医師は考えてもみない。しかし診療過誤は誰もが起こしうる。誰もが裁判に巻き込まれうる時代である。この実例のように診療録に必要事項が記載されているか否かが裁判の判定資料になる。くれぐれも注意しなくてはならない。

2 矛盾の解決法

1 医療過誤―今日は人の身明日はわが身

2001年度に全国各地の裁判所に起された医療関係の訴訟は過去最高の805件に上がっている(最高裁資料による)。同年の医療訴訟判決は331件で、うち約38％は原告側に何らかの請求が認められている。さらに一審継続中の未決事件は1,968件である。医療訴訟で原告側が勝訴する確立は他の訴訟に比べれば低いというが、それでも68.4％は原告側に何らかの請求が認められている。

医療裁判における鑑定人の選定は従来原告・被告・裁判所が各々非公的に行ってきた。しかし鑑定人の中立性・専門性からこれまでと違って専門学会が鑑定人を半ば公的に依嘱する制度へと変化した。この場合公的鑑定人は鑑定の学術的意義からして専門雑誌に書いた鑑定書を公開することになった。これは画期的な事柄である。従来ともすると医師が鑑定者になると被告の席にある同業者に対して同

情的であり学術的中立性にかけるという批判があった。しかしながら公的鑑定人制度の導入によって鑑定人は己の学術性・中立性の程度を広く世に問われるとなると従来にも増して慎重な鑑定書作成となってくる。これが医療裁判・ひいては医療のよりよい発展へと繋がるであろう。

2 医療裁判・鑑定の判定は診療録が証拠になる

裁判にあたっては証拠主義なので診療録が基本的資料となってくる。診療の記録を十分に書いておきいつでも第三者も誤りなく理解できるような記載をしていくことが何よりも大切である。さらに診療録の書くべき原則・書くべきではない原則をよく理解して公文書としての診療録を書く必要がある。

3 リスク・マネージメント

診療上の危険性は誰でも避け得ない。そこで予め予測される危険性に対して予防対策を講じておくことが危険を未然に防ぐことになる。そのためには診療録上でリスク・マネージメントについて工夫しておくとよい。診療録の用紙・整備・管理が必要である。

診療過誤は医師にとって大変な問題である。しかし避けては通れない。事故を恐れて診療萎縮することのないように日頃から診療録を整備しておくことは患者はもちろん、己をも守ることになる。

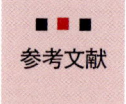

参考文献

1. 米田泰邦:医事紛争と医療裁判;その病理と法理. 第2版, 兵庫県医師会, 1993.
2. Beckman HB, et al:The Doctor;patient relationship and malpractice. Arch Int Med 154:1365-1370, 1994.

索　引

あ
暗号 ……………………………3

い
インシデント・レポート ……86
インフォームド・コンセント
　………………………11, 24, 86
医学的証拠に基づく医療 ……39
医師法二四条一項 ……………69
医療過誤 ………………………97
医療裁判 ………………………98
医療事故 ………………………45
医療訴訟 …………………………6
医療のIT ………………………76
医療法 …………………………38
医療問題 ………………………28
院外処方箋 ……………………52
隠語 ……………………………9

お
大江健三郎 ……………………71

か
回診 ……………………………82
外来診療録 ……………………42
川端康成 ………………………71
患者教育 ………………………67
患者の宗教 ……………………67

き
危機管理 …………………………6
基礎データ ……………………28

く
クリティカル・パス …………46

け
契約診療 ………………………33
計画 ……………………………29
経過記録 ………………………29
検査 ………………………………1
検討会 …………………………82

こ
コンピューター・IT化 ………95
公文書 …………………………66
公文書偽造 ……………………67

し
志賀直哉 ………………………71
時系列の記載 …………………72
主治医意見書 …………………56
主訴 ……………………………16
初期計画 ………………………28
承諾書 ……………………24, 25
省略語 …………………………3, 9
症状 ………………………………1
症例検討会 ……………………82
証拠隠滅 ………………………66
傷病名 …………………………33
傷病名の記載 …………………67
身体所見 …………………………1
診療契約 …………………11, 25
診療マニュアル ………………46
診療録に書くべき基本的事項
　……………………………………66
診療録二号用紙 ………………69
診療録の開示 ……………4, 25
診療録の開示要求 ………………i
人権 ………………………………7
人権問題 …………………………i

せ
セカンド・オピニオン ………82
性善説 …………………………38

た
対診 ……………………………82
退院時抄録 ……………………29
第三者評価 ……………………90

ち
チーム医療 ……………………82
治療 ………………………………1
治療プラン ………………………1

つ
通称保険病名 …………………38

て
電子カルテ ……………………95

と
同意書 ……………………24, 25

は
パソコン ………………………56
パソコンで書く ………………76

ひ
評価 ……………………………29
病客録 ……………………………7

ふ
旧い診療録 ……………………30

ほ
保険診療 ………………………33

ま
慢性疾患指導管理 ……………36

も
物語風診療録 …………………16
問題一覧表 ……………………28
問題志向型診療記録 ……16, 28

り
リスク・マネージメント ……98

欧文
EBM ……………………………39
POMR …………………………16
Problem oriented medical
record ………………………16